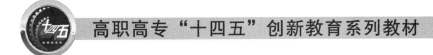

高职高专"十四五"创新教育系列教材

成人推拿技术实训指导

主　审　宋少军　山东中医药高等专科学校
主　编　王志磊　山东中医药高等专科学校
　　　　赵　菲　山东中医药高等专科学校
副主编　唐　妮　山东中医药高等专科学校
　　　　王晓燕　山东中医药高等专科学校
　　　　闫方杰　山东中医药高等专科学校

西安交通大学出版社
国家一级出版社
全国百佳图书出版单位

图书在版编目(CIP)数据

成人推拿技术实训指导/王志磊,赵菲主编. —西安:西安交通大学出版社,2023.1

ISBN 978－7－5693－2794－6

Ⅰ.①成… Ⅱ.①王… ②赵… Ⅲ.①推拿-高等职业教育-教学参考资料 Ⅳ.①R244.1

中国版本图书馆 CIP 数据核字(2022)第 176865 号

书　　　名	成人推拿技术实训指导
主　　　编	王志磊　赵　菲
责 任 编 辑	赵丹青
责 任 校 对	秦金霞
出 版 发 行	西安交通大学出版社 (西安市兴庆南路1号　邮政编码710048)
网　　　址	http://www.xjtupress.com
电　　　话	(029)82668357　82667874(市场营销中心) (029)82668315(总编办)
传　　　真	(029)82668280
印　　　刷	西安明瑞印务有限公司
开　　　本	787mm×1092mm　1/16　印张　12.75　字数　316千字
版次印次	2023年1月第1版　　2023年1月第1次印刷
书　　　号	ISBN 978－7－5693－2794－6
定　　　价	39.00元

如发现印装质量问题,请与本社市场营销中心联系。

订购热线:(029)82665248　(029)82667874

投稿热线:(029)82668805

读者信箱:med_xjup@163.com

版权所有　侵权必究

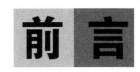

　　《成人推拿技术实训指导》是《成人推拿技术》的配套实训教材。该教材充分把握中医药职业教育和职业培训的特点，以手法技能、技巧训练为核心，注重传承性、规范性和实用性，减少了实训的盲目性和随意性。

　　本教材共分为五个模块。模块一为成人推拿技术手法实训，是本教材的核心部分，包括八大类基本手法（摆动类手法、摩擦类手法、挤压类手法、振动类手法、叩击类手法、运动关节类手法、复合手法和踩跷法）；模块二为成人推拿技术诊法实训，介绍了临床上常用的检查方法；模块三为成人推拿治疗实训；模块四为成人推拿保健实训，包括全身推拿保健、踩背推拿保健、足部推拿保健和自我推拿保健；模块五为成人推拿技术习题，既可以帮助学生深层次理解推拿手法，又有助于把握该课程的核心内容。

　　本教材编写人员均为教授推拿技术课程的一线教学人员。其中，模块一由王志磊编写，模块二、模块三中的项目四以及模块四由赵菲编写，模块三中的项目一、项目二由唐妮编写，模块三中的项目三由闫方杰编写，模块五由王晓燕编写。

　　由于编写时间仓促，因此书中难免存在疏漏之处，恳请各位师生在使用过程中提出宝贵意见，以便后期修订完善。

主　编
2022 年 8 月

目 录

实训前准备 /1

模块一　成人推拿技术手法实训 /2

项目一　摆动类手法实训 /2

任务一　一指禅推法 /2

任务二　㨰法 /3

任务三　揉法 /5

项目二　摩擦类手法实训 /8

任务一　摩法 /8

任务二　擦法 /9

任务三　推法 /11

任务四　搓法 /13

任务五　抹法 /15

项目三　挤压类手法实训 /17

任务一　按法 /17

任务二　点法 /19

任务三　拿法 /20

任务四　捏法 /21

任务五　拨法 /22

任务六　捻法 /23

项目四　振动类手法实训 /25

任务一　振法 /25

任务二　颤法 /26

任务三 抖 法/27

项目五 叩击类手法实训/30

任务一 拍 法/30

任务二 击 法/31

任务三 叩 法/35

项目六 运动关节类手法实训/36

任务一 摇 法/36

任务二 扳 法/44

任务三 拔伸法/50

任务四 背 法/55

项目七 复合手法实训/56

任务一 按揉法/56

任务二 拿揉法/58

任务三 扫散法/58

任务四 摩振法/59

任务五 推振法/60

任务六 推摩法/60

任务七 掐揉法/61

任务八 牵抖法/62

项目八 踩跷法实训/63

任务一 足压法/63

任务二 足点法/64

任务三 足揉法/64

任务四 足推法/65

任务五 足摩法/66

任务六 足颤法/66

任务七 足搓法/67

任务八 足跟击打法/67

任务九 蹬腰拉手法/68

任务十 跪腰晃肩法/69

任务十一 骨盆调整法/69

任务十二　调脊法/70

　　任务十三　小步走法/70

模块二　成人推拿技术诊法实训/71

模块三　成人推拿治疗实训/82

项目一　脊柱骨盆疾病实训/82

　　任务一　颈椎病/82

　　任务二　颈椎间盘突出症/83

　　任务三　胸椎后关节紊乱症/84

　　任务四　第三腰椎横突综合征/85

　　任务五　腰椎间盘突出症/85

　　任务六　退行性脊柱炎/86

　　任务七　退行性腰椎滑脱症/87

项目二　骨伤科疾病实训/88

　　任务一　落枕/88

　　任务二　急性腰肌损伤/89

　　任务三　慢性腰肌劳损/90

　　任务四　髂腰韧带损伤/90

　　任务五　梨状肌综合征/91

　　任务六　肩周炎/92

　　任务七　肩峰下滑囊炎/93

　　任务八　肱骨外上髁炎/93

　　任务九　腕管综合征/95

　　任务十　损伤性髋关节炎/95

　　任务十一　退行性膝关节炎/96

　　任务十二　膝关节创伤性滑膜炎/97

　　任务十三　踝关节扭伤/98

项目三　内、妇、五官科疾病实训/100

　　任务一　头　痛/100

任务二 眩　晕/101

任务三 失　眠/102

任务四 胃　痛/103

任务五 便　秘/104

任务六 面　瘫/105

任务七 痛　经/106

任务八 鼻　渊/107

任务九 糖尿病/107

项目四　康复疾病实训/109

任务一 偏　瘫/109

任务二 脊髓损伤后遗症/110

任务三 骨及关节术后功能障碍/111

任务四 肌萎缩/112

任务五 截肢术后/113

模块四　成人推拿保健实训/115

项目一　全身推拿保健实训/115

任务一 头面部推拿/115

任务二 胸腹部推拿/118

任务三 上肢部推拿/120

任务四 下肢前、内、外侧部推拿/122

任务五 背腰部推拿/124

任务六 下肢后侧部推拿/126

任务七 颈项及肩部推拿/128

项目二　踩背推拿保健实训/131

项目三　足部推拿保健实训/136

任务一 足部反射区推拿常用手法/136

任务二 足部反射区的位置、适应证与按摩手法/138

项目四　自我推拿保健实训/157

任务一 固肾益精法/157

任务二 健脾益胃法/159
任务三 疏肝利胆法/160
任务四 宣肺通气法/162
任务五 宁心安神法/163
任务六 消除疲劳法/164
任务七 振奋精神法/167

模块五 成人推拿技术习题/168

任务一 基础知识/168
任务二 推拿手法/169
任务三 推拿诊断/175
任务四 推拿治疗/176
任务五 推拿保健/183
附:参考答案/185

参考文献/193

实训前准备

一、场地准备

推拿实训室,保证光线充足,通风,温度、湿度适宜,保持地面干净。

二、物品准备

推拿介质、治疗巾、推拿床、圆凳、沙袋或米袋等。

三、人员准备

穿隔离衣,手部清洁,修剪指甲,不佩戴任何饰物。女生长发应束扎,忌穿高跟鞋。受术者选择合适的体位。

模块一 成人推拿技术手法实训

项目一 摆动类手法实训

任务一 一指禅推法

【动作结构】

1. 预备姿势

术者取端坐位,沉肩,垂肘,悬腕,掌虚,指实。

沉肩:肩部肌肉放松,自然下垂,肩关节略向前外方伸出15°～30°,使腋窝有容纳一拳大小的空间。

垂肘:肘关节屈曲90°～120°,在肩部悬吊与着力指支撑的条件下顺势下沉,使肘尖指向下方,且肘略低于腕,前臂则在旋前位掌面朝下放平。

悬腕:腕关节屈曲向下悬垂,使桡骨下端与第一掌骨在腕关节处的夹角在90°～110°之间,并注意腕部的桡侧要略高于尺侧。

掌虚:示指、中指、无名指、小指呈自然屈曲状,手握空拳。

指实:拇指伸直盖住拳眼,以拇指中峰或螺纹面着力,稳实地支撑在治疗部位上,使拇指的纵轴与治疗部位垂直。

2. 动作姿势

操作时以肘为支点,前臂做主动的左右摆动。在前臂及腕关节的带动下,拇指指间关节做屈伸活动。腕关节向外摆动时,拇指与其余四指分开,指间关节伸直。腕关节向内摆动时,拇指与其余四指靠拢,指间关节屈曲。

重复以上动作,频率为120～160次/分(图1-1)。

【实训内容】

1. 第一阶段——米袋练习

(1)双手拇指着力面分别支撑在米袋左、右旁中线两点,进行双手同步定点练习。

(2)双手拇指着力面分别支撑在米袋中线前后两点,进行双手前后交叉定点练习。

(3)双手从米袋的下端沿左右旁中线慢慢推向上端,再从上端慢慢推向下端,如此往返,边推边走,紧推慢移,进行同步走线练习;双手一前一后沿中线做前后交叉走线练习。

(4)先练习一指禅指峰推法,再练习一指禅偏峰推法。用米袋练习一指禅推法可提高术者协调能力,应每节课坚持练习。

模块一　成人推拿技术手法实训

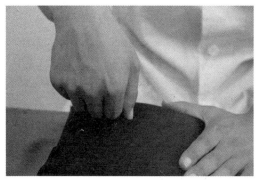

预备姿势　　　　　　　　　　　向外摆动

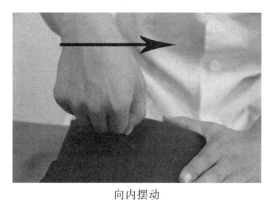

向内摆动

图1-1　一指禅推法

2.第二阶段——人体练习

(1)选肩井、心俞、肾俞、足三里、承山等穴练习一指禅指峰推法。
(2)选劳宫、百会、太阳、膻中、中脘等穴练习一指禅偏峰推法。
(3)沿风府到大椎连线、膀胱经第一、二侧线进行一指禅指峰推法走线练习。
(4)沿印堂到神庭连线、天突到鸠尾连线进行一指禅偏峰推法走线练习。
(5)用双手拇指偏峰在左右攒竹、风池二穴上做一指禅偏峰推法,双手同步定点练习(蝴蝶双飞势)。
(6)每两名同学一组,上述每种练习方法每节课各练2分钟。交替练习。

任务二　㨰　法

【动作结构】

1.预备姿势

术者取站立位,两下肢分开与肩同宽;或取丁字步势或弓步势。术者沉肩、垂肘、立臂、竖掌。
立臂:腕关节伸直,前臂处于中立位。
竖掌:手掌冠状面竖起,以小鱼际肌腹按贴在治疗部位,手掌冠状面与治疗部位垂直。

2.动作姿势

本法整个过程分为外摆与内摆两个阶段。做动作时,从上述预备位开始,先以肱三头肌发力,使肘略伸,使前臂旋后至约45°外摆位。此时桡骨下端交叉至尺骨前方,并带动腕关节向前折屈,使弓成半圆形的手背沿着其支撑面从小鱼际到尺侧1/3～1/2处。接着前臂旋前,使前臂由外向内做旋前转臂,经过中立位再向内摆动至旋前约15°。此时,桡骨又回旋到尺骨的后方,腕关节亦随之由屈曲过渡到伸直,手背的着力面也从尺侧1/3～1/2处返回到小鱼际,完成了内摆阶段的半周滚动。如此反复,周而复始(图1-2)。

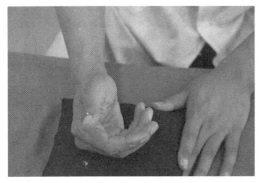

中立位　　　　　　　　　　　　　　外摆位

图1-2　滚法

【实训内容】

1.第一阶段——米袋练习

(1)单手定点练习:双手先后在米袋中轴线中点做单手定点练习。初练时,一手持续操作3分钟,双手反复交替练习,之后可逐渐加大训练量,最终可达到每手持续操作15分钟。

(2)双手同步定点练习:双手着力面分别置于米袋左右旁中线中点上,也可以双手一前一后分别置于米袋中轴线的上中段和下中段,做双手同步定点练习。

(3)走线操作练习:在定点练习的基础上,再进行走线操作练习。术者一手按上法放在米袋的中轴线中点,然后沿此线一边滚动一边慢慢地向下移动,返回到米袋的下端,再慢慢地向米袋上端滚动,如此在米袋的两端反复往返滚走练习,可双手交替进行。

2.第二阶段——人体练习

(1)人体单手定点练习:两人一组,术者可选择受术者肩井、脾俞、胃俞、肾俞、大肠俞、环跳、殷门、承山、足三里、伏兔等穴位做单手定点练习。也可单人练习,术者正坐,双腿分开与肩同宽,双手放在自己大腿下段进行双手同步定点滚法练习。

(2)人体单手走线练习:可选择在人体经络外行线的某段路线或相关经穴的连线上做单手走线练习,如下所述。

1)两人一组,受术者正坐,术者位于其侧后方,取站位,用右手沿其左侧巨骨、肩井、曲垣、大杼、风门直至膈俞一线,做右手单向滚法练习;左手练习应在其右侧的上述路线上进行。每练5～15分钟,两人交换。

2)两人一组,受术者俯卧,术者位于其左侧,取丁字步势或弓步势,用右手沿其左侧肝俞至大肠俞一线,由上向下边擦边走。然后再由下而上从大肠俞边擦边走,回到肝俞,如此反复练习。在此路线上,也可自上而下时用右手,返回时换用左手,做左右交替走线练习。每练 5~15 分钟,两人交换。

3)两人一组,受术者侧卧,术者位于其左侧,取丁字步势或弓步势,用右手沿受术者大腿外侧中线,自大转子经风市穴至膝关节做人体单手往返走线擦法练习。每练 5~15 分钟,两人交换。

4)单人练习,正坐,双腿分开与肩同宽,双手沿自己大腿后侧至前侧进行双手同步走线擦法练习。

任务三 揉 法

【动作结构】

1. 预备姿势

术者可取坐位或站立位,沉肩、垂肘,以中指端、拇指端、掌、掌根、大鱼际、四指近侧指间关节背侧突起、前臂尺侧肌群或肘尖为着力点,按压在治疗部位上。

2. 动作姿势

在肩、肘、前臂与腕关节的协同作用下,做小幅度的环形转动,并带动施术处的皮肤一起回旋,使之与内层的组织之间产生轻柔和缓的内摩擦力。

(1)采用大鱼际揉法时,拇指与第一掌骨内收,四指自然伸直,用大鱼际附着于治疗部位,稍用力下压,以肘关节为支点,前臂做主动摆动,带动腕部,使大鱼际在治疗部位上做轻柔缓和的回旋运动或内外摆动,并带动该处的皮下组织一起运动。大鱼际揉法根据大鱼际在治疗部位的运行轨迹和动作方式,可分为回旋式大鱼际揉法与摆动式大鱼际揉法两种。

(2)采用前臂揉法时,以前臂尺侧肌肉丰厚处着力,手握空拳或自然伸直,通过肩关节小幅度环转发力,并借助上身前倾时的自身重力作用,在治疗部位做回旋运动,并带动该处皮肤一起运动(图 1-3)。

【实训内容】

1. 第一阶段——米袋练习

术者正坐,米袋平放在桌子上,重点练习摆动式大鱼际揉法。

(1)单手定点练习:以一手大鱼际肌腹,放于米袋中轴线中点,做摆动式大鱼际揉法定点操作练习。初练 3 分钟,换另一只手,以后可增至 7~10 分钟交换一次。

(2)单手走线练习:沿米袋中轴线,自下而上,再由上而下,反复往返进行摆动式大鱼际揉法走线练习,每 3~5 分钟双手交换一次。

2. 第二阶段——人体练习

各种回旋式揉法主要在人体上进行练习。通过练习,可以使术者体会术手带动治疗部位皮肤产生内摩擦的内在感觉。

(1)人体单手定点练习:本练习可在术者自己身上选穴练习,亦可在受术者身上选穴练习。

1)单人练习,术者正坐,将一手掌贴放在米袋上,另一手在其外劳宫、合谷穴上练习中指揉、拇指揉、大鱼际揉、掌根揉各 1 分钟。

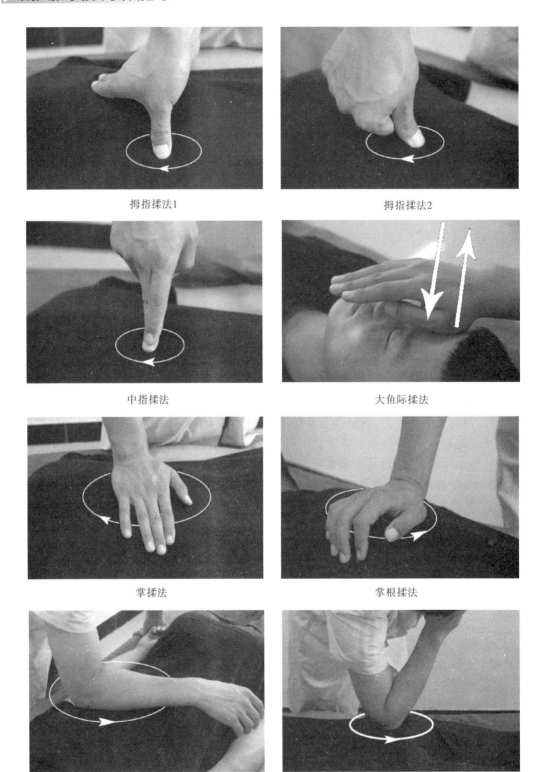

图 1-3 揉法

2)单人练习,术者正坐,选自身的伏兔穴,练习膊揉法、掌根揉法与肘揉法等。

3)两人一组,受术者正坐,术者在其侧前方取站位,取印堂、太阳、百会、风池等穴定点练习中指揉法、拇指揉法与大鱼际揉法。

4)两人一组,受术者仰卧,术者在其腹侧取坐位,取中脘、神阙、气海等穴练习定点掌揉法。

5)两人一组,受术者侧卧,下腿伸直,上腿屈膝屈髋,术者位于其身后取站位,取环跳穴,练习定点肘揉法等。

6)两人一组,受术者俯卧,术者站在其侧后方,取其胸背部练习定点指揉法、掌根揉法、前臂揉法。

7)两人一组,受术者正坐,术者位于其侧后方,取站位,取其肩井穴练习定点膊揉法。

(2)人体单手走线练习:操作如下。

1)两人一组,受术者仰卧,术者位于其头侧,取坐位,沿额中线(即印堂至神庭一线),上下往返做摆动式或回旋式大鱼际揉法、拇指揉法走线练习。双手交替练习。

2)两人一组,受术者仰卧,术者位于其一侧,取站位或坐位,双手沿髀关至梁丘一线上下往返做膊揉法、掌根揉法、大鱼际回旋揉法走线练习。

项目二 摩擦类手法实训

任务一 摩 法

【动作结构】

1. 预备姿势

术者取坐位,沉肩、垂肘、前臂旋前,掌面朝下。

(1)掌摩时,腕略屈以全掌按放在治疗部位。

(2)指摩时,屈腕约160°,手掌抬起,四指并拢以其指面着力,为四指摩;以示指、中指、无名指指面着力,为三指摩。

(3)鱼际摩时,四指分开,腕略屈,拇指与第一掌骨内收,以隆起的大鱼际肌腹着力。

2. 动作姿势

操作时,肩关节在上臂前屈、外展各30°~45°的姿势下,连续完成前屈、外展、后伸、内收、再前伸的小幅度环转,同时肘关节亦随之做由伸到屈再到伸的协同动作,带动前臂与着力面在治疗部位上沿圆形轨迹做顺时针或逆时针方向摩动,周而复始,频率应平稳适中(图1-4)。

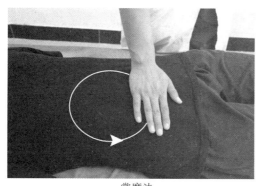
掌摩法

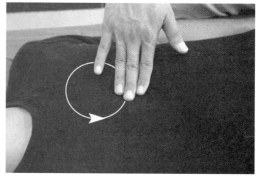
指摩法

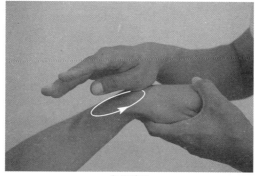
鱼际摩法

图1-4 摩法

【实训内容】

1. 第一阶段——米袋练习

术者正坐,将米袋平放在桌面上。

(1)摩法定位练习:先以单手示指、中指、无名指、小指指面着力,或大鱼际肌腹着力在米袋上,沿中圆圈周线做定位环形摩动,做指摩法与鱼际摩法定位练习。

(2)掌摩法定位练习:以单手掌面着力,在米袋上沿中圆圈周线做定位环形摩动,双手交替练习。

(3)摩法移动练习:以上定位练习基本熟练后,以鱼际摩法、指摩法或掌摩法,由米袋的一端向另一端做缓慢环形抚摩移动,使运动线路呈螺旋形。双手交替练习。

2. 第二阶段——人体练习

(1)面部练习:两人一组,受术者仰卧,术者以单手或双手做指摩法,摩额部(印堂、阳白、太阳等穴)、面颊部,做定位或移动练习。

(2)胸胁部练习:两人一组,受术者仰卧,术者在其一侧取坐位,以指摩法、鱼际摩法摩中府、膻中、期门、大包等穴;术者用掌摩法摩胸及胁肋部,做定位或移动练习。

(3)腹部练习:两人一组,受术者仰卧,术者在其右侧取坐位,用右手操作。

摩腹:术者用掌摩法,以肚脐为中心,沿顺时针或逆时针方向摩动。

摩中脘:术者用指摩法、掌摩法或鱼际摩法,以中脘为中心做环形摩动。

摩神阙、气海、关元:术者以指摩法、掌摩法或鱼际摩法摩神阙、气海、关元等穴。

(4)腰骶部练习:两人一组,受术者俯卧,术者以掌摩法摩腰骶部,着力稍重。

(5)膏摩法练习:两人一组,受术者可按上述摩法练习要求采用相应体位。术者以指摩法或掌摩法,配合一定的推拿介质在上述部位或穴位上操作。

任务二 擦 法

【动作结构】

1. 预备姿势

术者取站立位,沉肩、垂肘。

(1)掌擦时,前臂内侧与治疗部位相对,腕掌与五指伸直,以全掌附着于治疗部位。

(2)指擦与掌擦术式相似,以示指、中指、无名指指面着力,紧贴治疗部位。

(3)小鱼际擦时,前臂取中立位,腕、掌与手指用力伸直,五指并拢,以小鱼际着力。

(4)大鱼际擦时,前臂取旋前位,掌面朝下,拇指伸直与第一掌骨内收,与示指并拢,以隆起的大鱼际肌腹附着在治疗部位上。

2. 动作姿势

操作时,以往复进行的肩关节前屈、后伸与肘关节伸展、屈曲的联合运动使着力面在治疗部位沿直线来回摩擦。指擦法一般以肘关节为支点,前臂做主动屈伸,往返距离宜短(图1-5)。

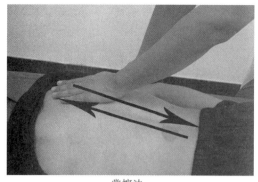
掌擦法

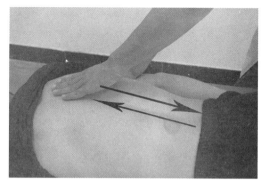
指擦法

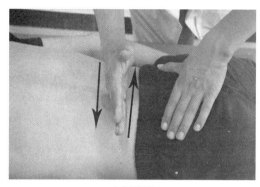
小鱼际擦法

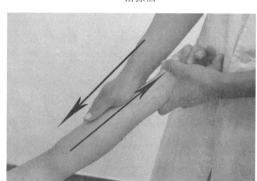
大鱼际擦法

图 1-5 擦法

【实训内容】

1. 第一阶段——米袋练习

术者取正坐位或站立位,将米袋置于桌上。

(1)指擦法练习:术者以示指、中指、无名指指面着力,以单手在米袋上沿中轴线做直线往返擦动。指擦法以肘关节为支点,前臂主动屈伸,往返距离宜短。双手交替练习。

(2)大鱼际擦法练习:术者拇指与第一掌骨内收,四指并拢,以隆起的大鱼际肌腹着力,在米袋上沿中轴线做直线往返擦动。双手交替练习。

(3)小鱼际擦法练习:术者四指并拢,腕部挺直,立掌,以尺侧小鱼际肌腹着力,在米袋上中轴线做直线往返擦动。双手交替练习。

(4)掌擦法练习:术者四指并拢,以全掌掌面着力,在米袋上沿中轴线做直线往返擦动。双手交替练习。

2. 第二阶段——人体练习

根据部位特征和治疗作用,进行分部人体练习。

(1)擦鼻、耳部:两人一组,受术者仰卧,术者以双手中指指面分别放在鼻部两侧,做上下方向的指擦法,以鼻部发红、发热为度;术者以双手示指、中指指面分别置于耳前,双手无名指置于耳后,在耳前、耳后做上下方向的指擦法,以耳部透热为度。

(2)擦上肢:两人一组,受术者取站位或正坐位,术者以大鱼际擦法,擦手掌、腕部、前臂、上臂和肩部,以透热为度。

(3)擦肩背、腰骶部:两人一组,受术者俯卧或正坐。术者以掌擦法,向左右方向横擦背部、腰部、骶部;术者以小鱼际擦法或掌擦法在背部督脉和脊柱两侧膀胱经纵向擦动,着重擦肩背(大椎、至阳、风门、肺俞、心俞等穴)、背腰部(脊中、命门、肝俞、胆俞、脾俞、胃俞、肾俞、志室等穴);术者以小鱼际擦法横擦腰骶部八髎穴,或在八髎穴做"八"字形分擦,均以透热为度。

(4)擦下肢:两人一组,受术者仰卧或俯卧,术者以大鱼际擦法或掌擦法擦下肢的前面(髀关、伏兔、足三里等穴)、外侧(风市、膝阳关等穴)、后面(殷门、委中、承山等穴)、足部(涌泉),以透热为度。

(5)擦胸部、腹部:两人一组,受术者取坐位,术者以掌擦法横擦上胸部,由锁骨下缘移至平剑突处,若受术者为女性,仅做由天突至膻中的指擦法;术者以掌擦法自上而下横擦腹部,均以透热为度。

(6)擦胁肋:两人一组,受术者取坐位,术者坐或站在其后侧,双手分别在两侧胁肋处沿肋间隙方向自后上向前下做斜向掌擦法,以透热为度。在受术者右胁肋操作时,用力宜稍轻。

任务三 推 法

【动作结构】

1. 指平推法

(1)拇指平推法:术者正坐或站立,沉肩、垂肘,肘关节屈曲90°~120°,腕部略偏向尺侧微屈,以拇指桡侧面或螺纹面着力于治疗部位,其余四指置于对侧或相应的部位扶持固定,拇指及腕部主动施力,做短距离的单方向直线推动(图1-6)。

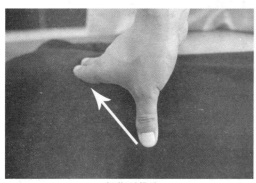
拇指平推法

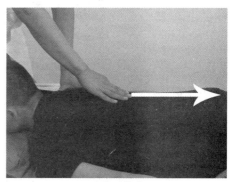
三指平推法

图1-6 指平推法

(2)三指平推法:术者取站立位,沉肩,肘关节屈曲90°~120°,腕部略掌屈,示指、中指、无名指并拢,以三指的指端部位着力,肩关节发力伸肘,带动肘关节由屈而伸,做单方向直线推动(图1-6)。

2. 掌平推法

术者取站立位或弓步势,沉肩,肘关节微屈,腕部略背伸,以全掌着力,按放于治疗部位,以肩关节发力,通过肘关节屈伸带动前臂、腕,使全掌在治疗部位上做单方向直线推动。如需加大压力,可用另一只手掌根部重叠按于掌背上协同用力(图1-7)。

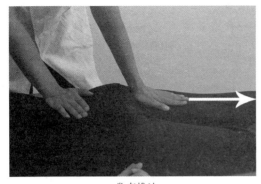
掌直推法

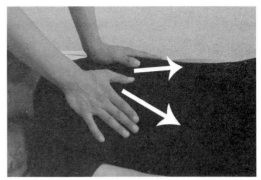
掌分推法

图1-7 掌平推法

3.拳平推法

术者取站立位,沉肩,肘关节屈曲120°~150°,前臂旋前,拳心向下,腕部伸直,手握实拳,用示指、中指、无名指和小指的近侧指间关节突起处着力,以肩关节发力伸肘,带动肘关节由屈而伸,从而在施术部位上做单方向直线推动(图1-8)。

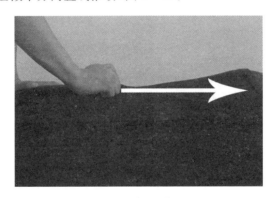

图1-8 拳平推法

4.肘平推法

术者取站立位,沉肩,肘关节屈曲45°~90°,用肘关节的尺骨鹰嘴突起处着力,术者上身前倾,以自身重力按压在治疗部位上,以肩关节为支点,用肘尖做单方向的直线推动。也可用另一只手在上方抵握住施术手握拳的拳面,协同用力下压(图1-9)。

【实训内容】

1.第一阶段——米袋练习

术者端坐或站立,将米袋置于桌面上。

(1)指推法:包括拇指平推法和三指平推法。

1)拇指平推法:术者以拇指指端或螺纹面着力,在米袋上沿中轴线做短距离的单方向直线推动。双手同步或交替练习。

2)三指平推法:术者示指、中指、无名指并拢,以三指的指端部位着力,在米袋上做单方向

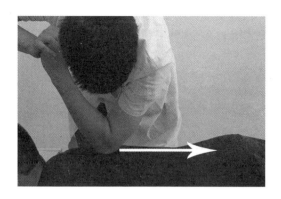

图 1-9 肘平推法

直线推动。双手交替练习。

(2) 掌平推法:术者以全掌着力,在米袋上做单方向直线移动,也可以双手掌协同用力。双手交替或叠掌练习。

(3) 拳平推法:术者手握实拳,以示指、中指、无名指和小指的近端指间关节突部位着力,在米袋上做单方向的直线推动。双手交替练习。

(4) 肘平推法:术者以肘关节的尺骨鹰嘴突起处着力,在米袋上做单方向的直线推动。双手交替练习。

2. 第二阶段——人体练习

根据部位特征和治疗作用,分部位进行人体练习。

(1) 推桥弓:两人一组,受术者取坐位或仰卧位,头略偏向一侧。术者用拇指平推法在该处的桥弓穴做由上而下的推法,两侧桥弓穴交替平推,各推 5~10 次。

(2) 推夹脊:两人一组,受术者取俯卧位。术者用三指平推法在夹脊穴自上而下做直线推动。双手交替操作。

(3) 推胸部:两人一组,受术者取仰卧位。术者用三指平推法沿任脉自天突穴推至膻中穴。双手交替练习。

(4) 推胸腹、胁肋部:两人一组,受术者取仰卧位。术者用掌推法,在胸腹部任脉的天突穴至关元穴,或两侧胁肋腋中线,做由上而下的推法。双手交替练习。

(5) 推脊柱、背腰、四肢部:两人一组,受术者取俯卧位。术者用掌推法,在背部督脉的大椎穴至长强穴,做由上而下的推法;术者用掌推法,在背腰部两侧的足太阳膀胱经,做由上而下的推法;术者用掌推法在四肢的各部位,做由远端至近端或由近端至远端的推法。术者用肘推法在腰背、臀部、四肢肌肉的丰厚部位,做由远端至近端或由近端至远端的推法。双手交替练习。

任务四 搓 法

【动作结构】

1. 预备姿势

术者取马步势,双腿下蹲,上身略前倾,双手向前伸出。以双手掌根部或掌面对称用力夹持住治疗部位,在搓肩及上肢时受术者取正坐位,搓大腿时受术者取仰卧位,搓小腿时受术者取仰卧屈膝位,搓胁肋时受术者取坐位、仰卧位或俯卧位,令受术者肢体放松。

2. **动作姿势**

(1)搓肩与上肢时,双手相对用力,在肩关节前后做一上一下、一前一后、一左一右的回旋揉动,然后以双手掌面着力向下夹持住上臂腋根部做方向相反的来回搓揉,边搓边向下移动直至腕部(图1-10)。

(2)搓大腿时,一手置于大腿根部外侧髀关穴,另一手掌面紧贴膝关节内侧血海穴,两手相对用力做快速的来回搓揉,一手边搓边向下移动至梁丘穴处,另一手在原处不动(图1-10)。

(3)搓胁肋时,术者位于其后方,或在其体侧,取坐位或站立位,两手向前伸出,以全掌或指面相对夹持住腋下胁肋两侧,同时做相反方向的前后揉搓,边搓边向下移动至腰眼处(图1-10)。

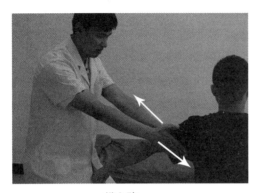

搓上肢　　　　　　　　　　　　　搓下肢

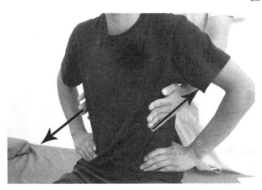

搓胁肋

图 1-10　搓法

【实训内容】

1. **第一阶段——米袋练习**

将米袋竖立,双手相对用力夹持米袋,取马步势,快速搓揉米袋1分钟,反复练习。

2. **第二阶段——人体练习**

待米袋练习熟练之后,可进行人体练习。两人一组,按照上述动作结构要求,分别采用相应体位,在人体的上肢、胁肋、大腿、小腿处分别练习搓法,每个部位操作1分钟,两人轮流反复练习。

任务五　抹　法

【动作结构】

1. 预备姿势

术者取站立位或正坐位,沉肩,肘关节屈曲 90°～120°,腕部放松。

(1)指抹法时,以单手或双手拇指螺纹面轻按于一定治疗的部位,其余手指相对扶持固定。

(2)掌抹法时,以单手或双手掌面或掌根着力,其余手指自然伸直。

2. 动作姿势

(1)指抹法时,以拇指的掌指关节发力,拇指做主动内收和外展运动,并配合腕部的动作,使着力部位沿着直线做单方向推摩移动(图 1-11)。

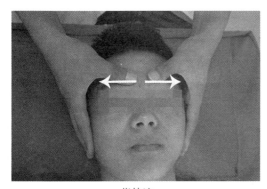 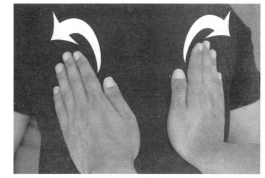

指抹法　　　　　　　　　　　掌抹法

图 1-11　抹法

(2)掌抹法时,肘关节发力,带动前臂使其着力面沿直线做从上到下,或从左到右,或从右到左的单向摩擦移动(图 1-11)。

【实训内容】

1. 第一阶段——米袋练习

术者正坐或站立,将米袋平放在桌面上。

(1)指抹法练习:术者以单手或双手拇指螺纹面着力,在米袋上沿前后或左右方向做直线或弧线往返移动。单手交替或双手同步练习。

(2)掌抹法练习:术者以单手或双手掌面着力,在米袋上沿前后或左右方向做直线或弧线往返移动。单手交替或双手同步练习。

2. 第二阶段——人体练习

本阶段根据部位特征和治疗作用,分部位进行人体练习。

(1)抹头面部:两人一组。受术者取坐位或仰卧位。术者双手轻扶其头侧,以两拇指螺纹面着力,由印堂交替抹至神庭穴,反复数次;再由额中线分别向两侧抹至太阳穴,反复数次;然后再依次分抹眉弓(攒竹至丝竹空),分抹眶上(由内向外沿眶上缘),分抹双睛(受术者闭目,从上眼睑抹过),分抹鼻旁(睛明经鼻旁至迎香),分抹双颊(承泣经颧髎、下关至听会),分抹人中

(人中经地仓至颊车），分抹承浆（承浆经大迎至颊车）。

（2）抹后项部：两人一组。受术者取坐位。术者与其对面而立，以双手大鱼际或掌根着力，分别由两侧风池抹至肩井。

（3）抹胸腹部：两人一组。受术者取仰卧位。术者用双手拇指螺纹面或手掌面着力，沿胸腹行自上而下的双手交替抹法；或沿胸腹正中线自上而下同时向两侧行分抹法。

（4）抹手部：两人一组。受术者取坐位或仰卧位。术者用双手握其手掌两侧，以双手拇指螺纹面着力，分别在其手背或手掌部行上下、左右方向的往返抹法。

项目三 挤压类手法实训

任务一 按 法

【动作结构】

1. 预备姿势

受术者视需要取卧位或坐位,术者取坐位或站位。

(1)指按时,以拇指或中指指面着力;双拇指叠按时,一拇指指面在下,放在治疗穴点上着力,另一手拇指重叠按放在其指背上助力(图1-12)。

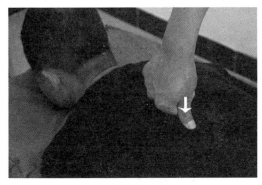 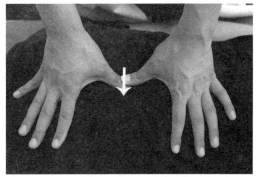

拇指按法　　　　　　　　　　　叠指按法

图1-12 指按法

(2)掌根按时,术手腕关节背伸,以突起的掌根着力;单掌按时,掌心对准治疗穴点,以全掌着力;双掌叠按时,一手掌在下,放在治疗穴点上着力,另一手掌重叠按放在其手背上助力,双掌呈相叠之势(图1-13)。

(3)肘按时,术手屈肘约90°,用尺骨后端在治疗部位上着力(图1-14)。

2. 动作姿势

操作时,术者分别以各着力面为支撑点,由浅而深,由轻渐重,缓缓向下垂直用力,至一定深度,令受术部位产生轻度或中等力度的得气感后,术手在原处停留3~10秒,然后再慢慢抬手至起始的位置。如此反复。

【实训内容】

1. 第一阶段——米袋练习

术者正坐或站立,将米袋平放在桌面上。

(1)指按法:术者正坐,用拇指指腹着力,其余四指并拢以辅助支撑;或其余四指握拳,紧靠在拇指上,拇指伸直,在米袋中央做按法。

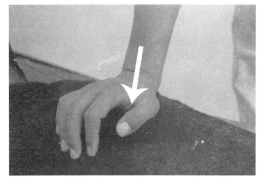
掌根按法

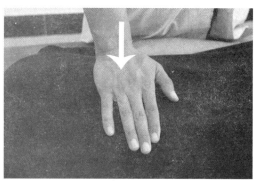
单掌按法

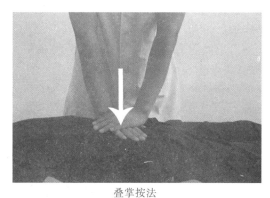
叠掌按法

图 1-13　掌按法

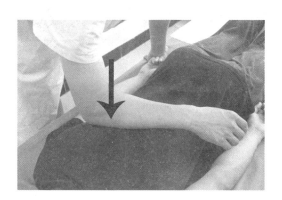

图 1-14　肘按法

（2）掌按法：术者站立，双掌重叠，身体前倾，在米袋中央做掌按法。

（3）肘按法：术者站立，屈肘约90°，以尺骨后端按压在米袋中央做肘按法。

2. 第二阶段——人体练习

按法主要采用人体练习，练习时两人一组。

（1）在百会、颊车、肩井、肩髃、曲池、合谷、肾俞、环跳、殷门、气冲、足三里、中脘等穴练习指按法。

（2）在中脘、神阙、关元等穴练习单掌按法；在腰骶部练习叠掌按法。

(3)在环跳、殷门等穴练习肘按法。

任务二 点 法

【动作结构】

1. 预备姿势

受术者根据需要选取卧位或坐位,受术部位放松,术者取站位或坐位。

(1)拇指点时,将腕关节伸直或屈曲60°~90°,拇指伸直,四指握拳,拇指内侧紧贴于示指桡侧并用力捏紧,以拇指端着力于治疗穴点(图1-15)。

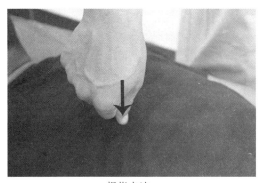
拇指点法

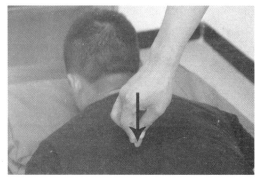
中指点法

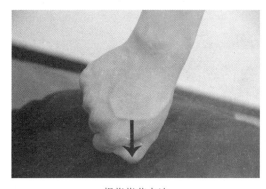
拇指指节点法

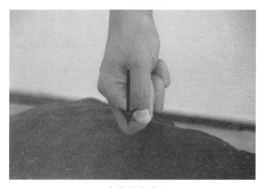
中指指节点法

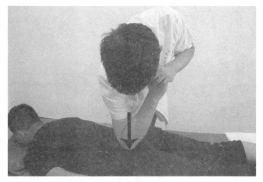
肘点法

图1-15 点法

(2)中指点时,腕关节同上,中指伸直,拇指、示指、无名指分别用力抵在其远侧指间关节四周,以中指指端着力在治疗穴点(图1-15)。

(3)拇指指节点时,术手握成基本拳势,拇指指端抵在示指桡侧,前臂旋前,以拇指指间关节突起处着力(图1-15)。

(4)示指或中指指节点时,术手握拳,示指或中指掌指关节略伸,并用其两旁的手指将其指端夹紧,以其近侧指间关节突起处着力(图1-15)。

(5)肘点时,术手肘关节屈曲至功能位,以肘尖部着力(图1-15)。

2.动作姿势

操作时,术者分别以各着力点为支撑点,先轻渐重,由浅而深地缓慢向下用力,至一定深度,令受术部位产生强烈的得气感后,在原处稍作停留,或加以小幅度回旋揉动3～10秒,然后再缓缓抬起术手至起始位置。如此反复,每个治疗点行3～5次。

【实训内容】

1.第一阶段——米袋练习

在米袋上以中心圆圈为支撑点,反复练习各式点法的握法及规范发力方法。

2.第二阶段——人体练习

两人一组,交替练习。

(1)受术者俯卧,术者在大肠俞、环跳、居髎等穴练习指点法、指节点法和肘点法。

(2)受术者仰卧,术者用中指指端着力在委中穴练习自下而上用力的点法。

(3)受术者仰卧屈膝,术者用中指或四指指端着力在承山穴练习由后向前用力的点法。

任务三 拿 法

【动作结构】

1.预备姿势

术者多取站立位,亦可取坐位。沉肩、垂肘,肩关节外展30°～45°,前伸30°左右,屈肘90°～110°,腕关节略屈,拇指与其余二指或四指各指间关节伸直,掌指关节屈曲110°～120°。

2.动作姿势

操作时,用指面夹持住治疗部位的筋腱或肌束,然后提起,并同时捻揉刺激后放松,如此反复操作(图1-16)。

【实训内容】

1.第一阶段——米袋练习

取易筋经三盘落地势站稳,双臂在前,与肩相平,屈肘,前臂掌面朝下,一手四指在前,拇指在后,用拿法手势将米袋抓住,另一手同势在一侧待发。练习时,一手将米袋放开,待米袋下落至膝下时,另一手迅速将其抓住拿紧并提至前臂与肩相平的高度,随即再将米袋放开,一手再将其抓住拿紧并提起。如此反复交替抓拿米袋,每次练习1分钟,逐步延长练习时间。

2.第二阶段——人体练习

两人一组,交替练习。

模块一 成人推拿技术手法实训

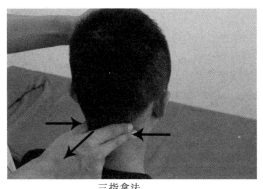
三指拿法

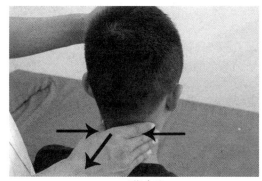
五指拿法

图1-16 拿法

（1）受术者取坐位，术者站在其后侧，拿肩井，即拿该穴下的斜方肌肌束。两侧同时操作2分钟。

（2）受术者取坐位，术者站在其后侧，拿腋前筋，即拿腋前壁的胸大肌、胸小肌肌束。左、右各操作2分钟。

（3）受术者取坐位，术者站在其旁侧，拿肱二头肌或肱三头肌肌束。左、右各操作2分钟。

（4）受术者取俯卧位，术者站在其侧，拿背筋，即拿位于肩胛骨下角内侧缘至骶骨棘肌肌束。左、右各操作2分钟。

（5）受术者取俯卧位，术者站在其侧，拿小腿腓肠肌肌束或跟腱。左、右各操作2分钟。

以上练习，可做单手拿法练习，亦可做双手拿法练习；可同时起落，亦可两手交替一起一落；可定点练习，亦可沿所拿筋索纵轴，边拿边由一端缓缓向另一端移动，做拿法的走线练习。

任务四 捏 法

【动作结构】

1. 预备姿势

本法操作基本同拿法。本任务主要练习捏脊，受术者取俯卧位或坐位，全身放松，充分暴露治疗部位皮肤，术者取站立位或坐位。

（1）二指捏时，以拇指与屈曲成弓形的示指中节桡侧面着力（图1-17）。

（2）三指捏时，以拇指、示指与中指指面着力（图1-17）。

2. 动作姿势

施术时，拇指与其余手指指面夹持住治疗部位的皮肤，相对用力提捏捻搓，随即放松。如此一捏一放反复施术，亦可循经络外行线或沿肌束走行方向移动。

【实训内容】

两人一组，交替练习。

受术者取俯卧位，全身放松，充分暴露治疗部位皮肤，术者取站位。先练习二指捏法，以拇指与屈曲成弓形的示指中节桡侧面着力，沿膀胱经第一侧线，自下而上反复操作3～5次；再练

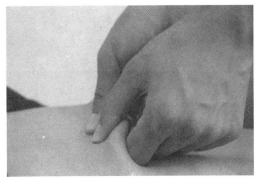
二指捏法

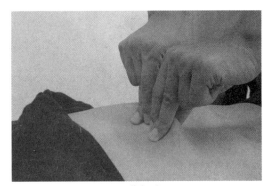
三指捏法

图 1-17 捏法

习三指捏法，以拇指、示指与中指指面着力，沿督脉自下而上反复操作 3~5 次。

任务五 拨 法

【动作结构】

1. 预备姿势

受术者视需要取坐位或卧位，放松；术者取站位或坐位，用拇指端面，或用示指、中指二指并拢的端面，或示指、中指、无名指三指并拢的端面，稍用力按压在受术条索状组织的隆起部。

2. 动作姿势

操作时，术手稍用力按压受术部位皮肤，并带动皮肤，沿与受术条索状组织长轴相垂直的方向来回揉动，使其在施术部位上下来回拨动，如拨琴弦。用力宜先轻后重，再由重到轻，呈波浪式起伏涨落。当单手指力不足时，可将双手拇指重叠弹拨，也可用另一手按在拇指上辅助发力（图 1-18）。

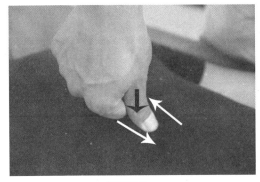
拇指拨法

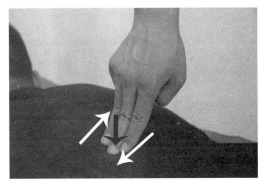
三指拨法

图 1-18 拨法

【实训内容】

1. 第一阶段——米袋练习

可通过练习拿法中的抓米袋功以增强指力。

2. 第二阶段——人体练习

两人一组,交替练习。

受术者取俯卧位,术者取站立位。在背腰部骶棘肌练习单手拇指、双指、三指拨法;在第三腰椎横突处练习两手拇指重叠拨法;在环跳穴练习掌指重叠拨法。每个部位各练习2分钟。

任务六 捻 法

【动作结构】

1. 预备姿势

受术者取坐位,术者在其前方取坐位或站立位,一手握其腕部,一手夹持住受术者指(趾)根部,或指(趾)间关节。其夹持的手势有三种:一是用拇指、示指指面着力;二是用拇指指面与示指、中指二指指面着力;三是用拇指指面与屈曲成弓形的示指中节桡侧面着力(图1-19)。

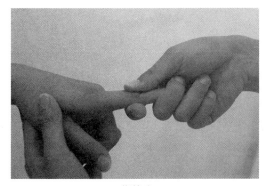
二指捻法

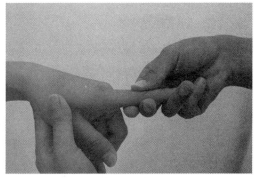
三指捻法

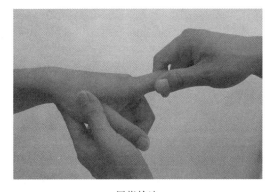
屈指捻法

图1-19 捻法

2.动作姿势

操作时,以着力面夹持住指(趾)根部,从根部向指(趾)端相对用力做对称的快速来回搓揉的动作,同时边捻转边由指(趾)根部向指(趾)端方向移动,也可夹持在指(趾)间关节,定位在关节周围做反复捻转。

【实训内容】

两人一组,相对而坐,交替练习。

术者在受术者十指分别进行三种夹持手势的捻法,各3次。本法应着重练习着力指的相对捻搓动作,捻搓幅度由大而小,速度由慢而快,亦可配合拔伸、摇转、捋勒等动作。

项目四 振动类手法实训

任务一 振 法

【动作结构】

1. 预备姿势

受术者取仰卧位,术者取坐位,双足分开与肩同宽;受术者取坐位,术者在其左后侧取站立位,双足分开与肩同宽,足掌踏实,两腘空松,上身正直,含胸拔背,头如顶物,项肩及全身放松,使身体的重心落在臀部或双足的支撑面内。

2. 动作姿势

操作时,肩关节外展约30°,上肢肌肉放松并向前外方自然伸出15°～30°,前臂呈旋前位,掌面朝下。将中指或掌面自然地按放在治疗部位上,不要主动加压支撑。肘关节屈曲90°～100°,自然下垂。掌振时,手掌与治疗部位贴平,以掌心劳宫穴与治疗部位的主穴对准,肘略高于腕;指振时,中指伸直,掌指关节屈曲100°左右,指端与治疗部位垂直,放置于穴位上,腕关节略屈曲,或自然下垂屈曲90°～100°。做动作时,将手与人体接触的部位视为一个运动的质点,其振动的原动力源于前臂的腕屈肌群与腕伸肌群快速持续地交替收缩与放松所产生的震颤运动(图1-20)。

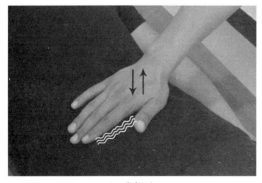 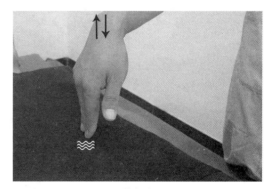

掌振法　　　　　　　　　　　指振法

图1-20 振法

整个动作分为以下两个阶段。

(1)振法的加力阶段:在预备姿势下,首先前臂腕屈肌群做短促的向心收缩,使手下产生一个幅度很小的屈曲运动,由此向受术者被压的体表部位或穴点发出一个瞬间的、轻微的下按作用力,并使该局部的组织发生形变,这样就完成了振动的加力刺激。

(2)振动的回复阶段:当上一阶段的动作完成后,腕屈肌群随即放松,接着腕伸肌群立即发出一个短促的离心收缩,使手的运动方向很快向伸腕方向逆转。此时,由于对刺激部位的作用力减弱及组织自身的弹性回复力的作用,组织变形回复至平衡位置。

振法时,由于在一定的时间内前臂的屈肌与伸肌连续交替占优势,使手的屈伸动作在每一次短促的振动终了时迅速发生逆转,于是产生了连续的振动。

【实训内容】

两人一组,交替练习。

(1)受术者正坐,术者站在其侧前方,取其百会、大椎等穴练习中指振法。

(2)受术者仰卧,术者坐在其右侧,取其中脘、神阙、关元等穴练习掌振法。

以上练习,前期可每次每穴练习1分钟或练至前臂酸胀,后期练习时应逐渐延长操作时间。

任务二 颤 法

【动作结构】

1. 预备姿势

受术者仰卧,术者站在其腰腹一侧,用示中二指、示中无名三指或掌面着力于受术穴位,如中脘、神阙、关元等穴。

2. 动作姿势

操作时,术者肘关节屈曲120°～140°,有意识地主动用力做肘关节屈伸动作,带动手指或手掌在受术部位做反复快速小幅度的一压一放动作,使受术部位持续震颤(图1-21)。

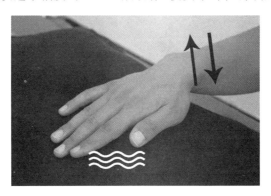

图1-21 颤法

【实训内容】

两人一组,交替练习。受术者仰卧,术者站在其腰腹一侧,分别用示中二指、示中无名三指或掌面着力于受术穴位,如中脘、神阙、关元等穴练习指颤法和掌颤法。每次练习3分钟。

任务三 抖 法

【动作结构】

1. 握腕抖法

(1)预备姿势:受术者取坐位,术者站在其侧前方,或取马步势,上身略向前倾,两上肢自然向前伸出,屈肘130°~160°,双手拇指在上并拢,四指在下握住其腕关节。

(2)动作姿势:操作时轻轻用力将患肢拉直,掌面向下,并牵引至前伸15°、外展45°左右,术者两前臂发力,做上下小幅度的快速抖动,使抖动传递到受术者肩关节。操作频率为每分钟250次左右(图1-22)。

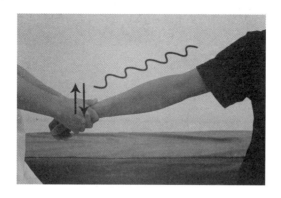

图1-22 握腕抖法

2. 握手抖法

(1)预备姿势:受术者取坐位,术者站在其侧后方,一手扶其肩部,一手握其手,使其患肢掌面朝前。

(2)动作姿势:操作时轻轻将其患肢牵拉至向前外侧位置,再用握手的手做左右小幅度的快速抖动,使抖动传向其肩部。操作频率为每分钟250次左右(图1-23)。

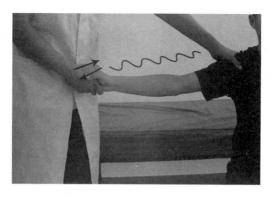

图1-23 握手抖法

3. 下肢抖法

(1)预备姿势:受术者取仰卧位,术者站在其足侧,用双手握住其患肢小腿的下端。

(2)动作姿势:操作时先将患肢牵引至自然伸直并抬离床面约30°,再用力做小幅度的快速上下抖动,使其下肢及髋部产生抖动舒松感。操作频率为每分钟100次左右(图1-24)。

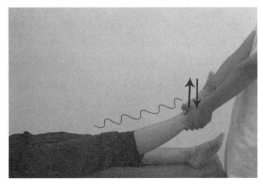

图1-24 下肢抖法

4. 抖腰法

(1)预备姿势:受术者取俯卧位,两手拉住床头或由助手固定其两腋部,术者两手握住其两下肢小腿下端。

(2)动作姿势:操作时先用力将其双下肢拉直,待其腰部放松后,再将双下肢用力向上提起,使抖动传递到腰部,待腰部抬离床面后,将双下肢缓缓放下,再进行下一次操作,整个抖腰的过程都要维持对受术者下肢的牵引力。总操作次数不超过3次(图1-25)。

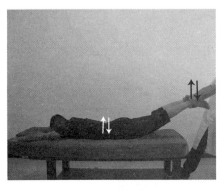

单人抖腰法

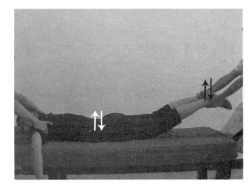

双人抖腰法

图1-25 抖腰法

【实训内容】

两人一组,交替练习。

(1)抖上肢:受术者取坐位,术者按照动作结构要求练习握腕抖法和握手抖法,每个手法每次练习1分钟。

(2)抖下肢:受术者取仰卧位,术者按照动作结构要求练习下肢抖法,每次练习1分钟。

(3)抖腰:受术者取俯卧位,术者先在其腰部进行放松手法操作2分钟,再按照动作结构要求练习抖腰法,抖动 3 次。

练习要领:一是抖动的方向要掌握好。二是本法起势时抖动幅度要稍大、频率要稍慢,待受术肢体放松后,再渐渐减小幅度,增加频率。三是在进行抖腰法练习时,术者若估计不能完成此动作则不要勉强,待培养好体力后再练习;用力不可过猛,以免造成损伤。

项目五 叩击类手法实训

任务一 拍 法

【动作结构】

1. 预备姿势

术者取坐位或站立位,术手用虚掌(五指并拢,手指伸直,掌指关节略屈,使掌心凹成虚掌)对准治疗部位。

2. 动作姿势

操作时,腕关节放松,前臂发力带动腕关节,对准治疗部位以一种富有弹性的巧劲向下拍打后,随即"弹起",并顺势将术手抬起到动作开始的位置,以便于进行下一个拍打动作。本法刺激量有轻、中、重之分,分别以腕、肘、肩关节为中心发力而产生。可用单掌拍打,亦可用双掌拍打(图1-26)。

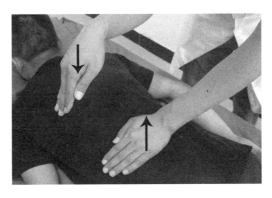

图1-26 拍法

【实训内容】

1. 第一阶段——米袋练习

将米袋平铺在桌面上,术者端坐,在米袋上练习双手轻拍法,两手交替起落,逐渐增加频率。每次练习2~3分钟。

2. 第二阶段——人体练习

(1)轻拍法:术者可单人练习,端坐后在自己大腿上练习双手轻拍法;亦可两人一组,交替练习,受术者取俯卧位,术者站在其侧方,沿膀胱经循行路线,从大杼穴轻拍至大肠俞穴,拍打频率要快,移动速度要慢,每侧路线拍1分钟,两侧路线交替操作。

(2)中拍法:两人一组,交替练习。受术者取坐位,术者站在其后方,单手操作,在受术者两侧肩部、肩胛区练习中拍法,每个部位拍 10 次。

(3)重拍法:两人一组,交替练习。受术者取坐位,术者站在其后方,单手操作,在受术者两侧肩部、肩胛区练习重拍法;或受术者取俯卧位,术者站在其侧方,在受术者腰骶部、大腿部练习重拍法,每个部位拍 3 次。

任务二　击　法

一、拳背击法

【动作结构】

1. 预备姿势

术者四指屈曲,拇指内收在拳眼处虚掩合拢,将拳握成空拳。腕关节伸直,前臂呈旋后位,以拳背侧向外对准待击部位。

2. 动作姿势

操作时先抬臂、屈腕,使拳背离开待击部位一定距离,然后相继伸肘、伸腕,以鞭打样动作用拳背击打治疗部位。务必使拳背的弧形凸面与治疗部位的生理前凹相吻合。操作时,肩、肘、腕各运动环节相继发力,使作用力最后蓄聚到拳背,从而对治疗部位实施富有弹性的重实而巧捷的有效击打(图 1-27)。

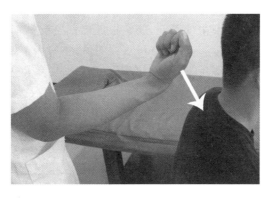

图 1-27　击法

【实训内容】

1. 第一阶段——米袋练习

将米袋平铺在桌面上,术者端坐,按正确的操作方法在米袋上练习拳背击法。每次练习 2~3 分钟。术者要充分理解本技术动作采用的是鞭打样动作的动作原理。切忌整个上肢僵硬并同时发力,用蛮力像棍子一样击打治疗部位,以免造成不必要的伤痛。术者熟练后可进行人体练习。

2. 第二阶段——人体练习

两人一组,交替练习。受术者取坐位,术者站在其后方,单手操作,在受术者大椎穴,拳面朝上,用竖拳击打,受术者颈腰部挺直,颈部不可前屈,否则第 7 颈椎棘突隆起,易致局部疼痛。

在击打腰骶部或八髎穴时要使拳面朝向一侧,用横拳击打,受术者腰部挺直。

二、掌根击法

【动作结构】

1. 预备姿势

术者四指屈曲,拇指外展呈自然屈曲状,腕关节背伸约 45°,使掌根部突起对准待击部位(图 1-28)。

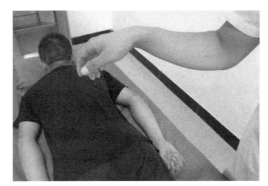
预备姿势

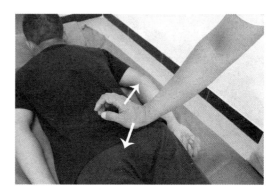
动作姿势

图 1-28 掌根击法

2. 动作姿势

操作时先将手臂抬起,腕关节由伸渐屈,使掌根部内凹蓄势并离开治疗部位一定距离,继而上肢顺势下落,肩、肘、腕依次发力,腕关节再由屈渐伸,将臂力蓄聚到掌根部,最后恢复至伸腕 45°。用突出的掌根部有力地击打治疗部位,随即"弹起",并顺势将术手抬起到刚才的高度,再进行下一次击打(图 1-28)。

【实训内容】

1. 第一阶段——米袋练习

将米袋平铺在桌面上,术者端坐,按正确的操作方法在米袋上练习掌根击法。每次练习 2~3 分钟。

2. 第二阶段——人体练习

两人一组,交替练习。受术者取坐位,术者站在其后方,单手操作,在受术者大椎穴、肩胛骨处练习,力度不可太重;受术者取侧卧位,上腿屈曲,下腿伸直,术者站在其侧方,在受术者臀部环跳穴练习,力度可稍重;受术者取俯卧位,术者站在其侧方,在受术者大腿后侧练习,力度可稍重。每次每个部位练习 2 分钟。

三、小鱼际击法

【动作结构】

1. 预备姿势

本法在操作时,术者多取坐位,亦可取站立位。术者手指、掌及腕关节伸直,四指并拢,拇指自然外展,前臂与手掌取中立位,以小鱼际尺侧面对准待击部位。

2. **动作姿势**

操作时,前臂发力,腕关节放松,带动手掌,两手有节奏地用小鱼际交替击打治疗部位,本法可在治疗部位上持续操作,并可左右移动(图1-29)。

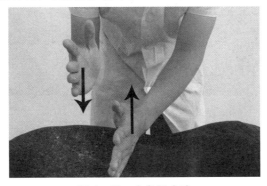

图1-29 小鱼际击法

【实训内容】

1. **第一阶段——米袋练习**

将米袋平铺在桌面上,术者端坐,在米袋上练习小鱼际击法。练习时以肘关节为发力中心,落下时借助上肢自身重力,练习的频率由慢而快,两手一上一下快速交替操作,熟练后,再进行人体练习。每次练习2~3分钟。

2. **第二阶段——人体练习**

两人一组,交替练习。受术者取俯卧位,术者站在其侧方,沿受术者背部膀胱经练习。先定点练习,熟练后沿大杼穴至大肠俞穴路线练习;也可沿承扶穴至承山穴路线练习。每次定点或沿路线练习2分钟。

四、小指侧击法

【动作结构】

1. **预备姿势**

术者取站立位或坐位,术手沉肩、垂肘、屈肘90°~100°,前臂取中立位,两手五指自然分开,两手掌心相合拢,以两手小指尺侧面对准待击部位。

2. **动作姿势**

操作时,以前臂旋转发力带动腕关节做桡偏、尺偏活动,使两手小指尺侧着力于治疗部位,进行有节律的击打。击打时由于术手四指间的皮肤相互碰击,故可发出有节奏的"啪啪"响声(图1-30)。

【实训内容】

1. **第一阶段——米袋练习**

将米袋平铺在桌面上,术者端坐,在米袋上练习小指侧击法。练习时以肘关节为发力中

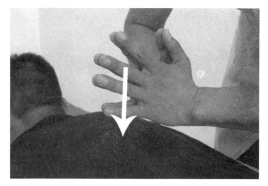

图 1-30 小指侧击法

心,旋转前臂,带动腕关节做被动的桡偏、尺偏活动。练习的频率由慢而快,熟练后,再进行人体练习。每次练习 2~3 分钟。

2. 第二阶段——人体练习

两人一组,交替练习。

(1)受术者取俯卧位,术者站在其侧方,在受术者背部膀胱经练习,沿大杼穴至大肠俞穴路线练习;也可沿承扶穴至承山穴路线练习。每次定点或沿路线练习 2 分钟。

(2)受术者取坐位,术者站在其后方,在受术者肩部练习小指侧击法,左右肩部每次各练习 2 分钟。

五、指击法

【动作结构】

1. 预备姿势

术者取站位或坐位,术手沉肩、垂肘、屈肘 90°~100°,前臂取旋前位,双手五指微屈,分开成爪形,或轻轻聚拢成梅花形,对准待击部位。

2. 动作姿势

操作时,腕关节放松,前臂主动发力,用双手十指指端有节律地击打治疗部位(图 1-31)。

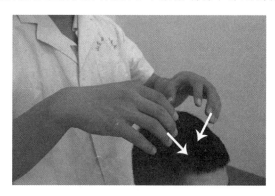

图 1-31 指击法

【实训内容】

1. 第一阶段——米袋练习

将米袋平铺在桌面上,术者端坐,在米袋上练习指击法。练习时以肘关节为发力中心,前臂带动腕关节,用十指指端击打米袋。练习的频率由慢而快,熟练后,再进行人体练习。每次练习2~3分钟。

2. 第二阶段——人体练习

两人一组,交替练习。

受术者取仰卧位或坐位,术者坐在其头侧或站在其后侧,在受术者头部做指击法,两手同时击打。每次练习2分钟。

任务三　叩　法

【动作结构】

1. 预备姿势

术者手握空拳,腕关节略背伸,以空拳的底部对准待击部位。

2. 动作姿势

操作时,前臂主动运动,腕关节放松,前臂带动腕关节,用空拳的底部有节律地击打治疗部位。操作熟练者可使击打处发出"空空"的响声(图1-32)。

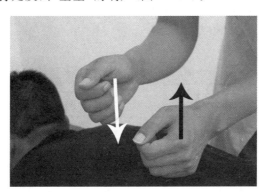

图1-32　叩法

【实训内容】

1. 第一阶段——米袋练习

将米袋平铺在桌面上,术者端坐,在米袋上练习叩法。练习时以肘关节为发力中心,前臂带动腕关节,用空拳底部击打米袋,可单手练习,也可双手练习。练习的频率由慢而快,熟练后,再进行人体练习。每次练习2~3分钟。

2. 第二阶段——人体练习

两人一组,交替练习。

受术者取俯卧位,术者站在其侧方,沿受术者下肢膀胱经路线做叩法练习,两手交替击打,一上一下,从承扶穴叩至承山穴。每次练习2分钟。

项目六 运动关节类手法实训

任务一 摇 法

一、颈椎摇法

【动作结构】

1. 俯仰摇颈法

受术者正坐,术者站在其身后,用双手捧握住其头的两侧,沿颈椎额状轴方向,从其起始位至病理位或功能位之间,用力使头颈做往返前俯、后仰运动,在矢状面内反复摇动颈椎(图1-33)。

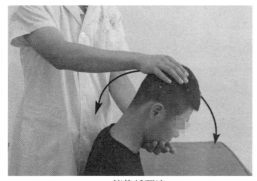
俯仰摇颈法

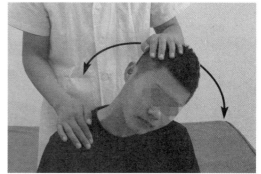
侧屈摇颈法

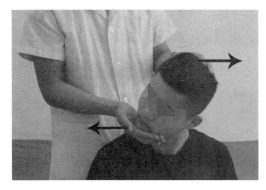
旋转摇颈法

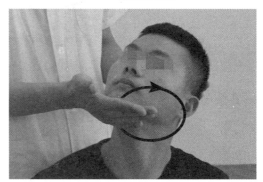
环转摇颈法

图 1-33 颈椎摇法

2. 侧屈摇颈法

受术者体位与俯仰摇颈法相同,沿颈椎矢状轴方向,从起始位至病理位,或到功能位之间,用力使头颈做往返的左右侧屈运动,在额状面内反复摇动颈椎(图1-33)。

3. **旋转摇颈法**

受术者正坐,术者立于其侧后方,一手握住受术者下颌部,另一手握住其枕部或顶骨上方,沿颈椎垂直轴方向,从起始位到病理位,或到功能位之间,用力使头颈做往返的左右旋转运动,在水平面内摇动颈椎(图1-33)。

4. **环转摇颈法**

体位与术手握法同旋转摇颈法,术者双手反向用力引导其头颈做由右向左的反复环转,或做由左向右的反复环转运动,摇动颈椎(图1-33)。

【实训内容】

两人一组,交替练习。

受术者正坐,术者先在受术者颈部及其周围做松解类手法5分钟,然后按照操作要求分别练习俯仰摇颈法、侧屈摇颈法、旋转摇颈法和环转摇颈法,每种摇法练习1分钟。

二、肩关节摇法

【动作结构】

1. **托肘摇肩法**

受术者正坐,术者站在其一侧,固定手按在其肩关节近侧肩峰处,动作手手掌托握住其肘部,将受术者前臂放在自己的前臂上。操作时,动作手将其上臂由前向后或由后向前,反复环转摇动肩关节(图1-34)。

2. **握手摇肩法**

受术者正坐,肩关节外展30°～45°,术者站在其侧后方,固定手按在其肩峰上,动作手握住其手掌,用力引导上肢由前向后,或由后向前反复环转摇动肩关节,幅度由小渐大。本法可在患肩外展位下,做主要向外后方向的环转摇肩;也可在肩关节外展30°同时前伸30°左右的位置下,做主要向前内方向的环转摇肩(图1-34)。

3. **大幅度摇肩法**

以右肩为例,做由前下向后下方向的大幅度环转摇肩时,受术者正坐,右上肢放松、自然下垂,术者站在其右外侧略向前方的位置,面向受术者,双足距离略大于肩,两手将受术者手部夹住,左手在下,右手在上。两手将受术者腕部向前上方牵拉,使患肢向前上方环转。在此过程中,左手一边向前上推动患肢,一边内旋前臂、转腕、翻掌,至患肢向前上方环转到160°左右时,左手翻掌抓住受术者手腕。此时右手顺势沿患肢外侧,从上向下移动至患肢近侧近关节处,当左手将患肢环转到180°,要超过患肩顶点的同时,右手握住患肩后上方向前用力,对抗患肢向后上方的转动力,并固定肩关节,使受术者上身不至于向后倾斜,以保证转动力准确传递到患肩关节中心。当左手将患肢向后下方转动时,右手顺势从患肩前方沿患肢内侧,从上向下滑移,当完成360°的患肩大环转,患肢回到起始位时,右手也正好向下移动到腕部与左手会合,再夹住腕关节,左手在下,右手在上,恢复至起始时的手势。如此,周而复始地做大幅度环转摇动肩关节动作(图1-34)。

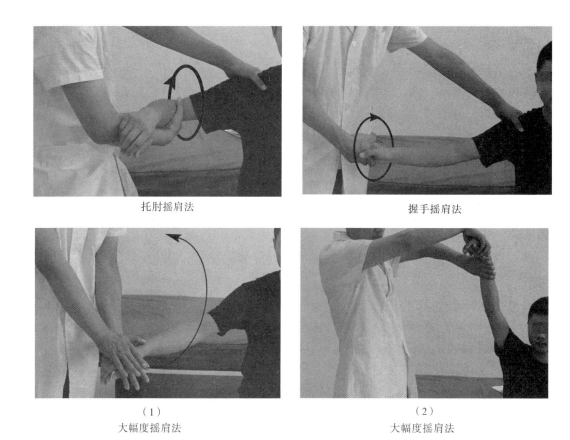

托肘摇肩法　　　　　　　握手摇肩法

（1）　　　　　　　　　　（2）
大幅度摇肩法　　　　　　大幅度摇肩法

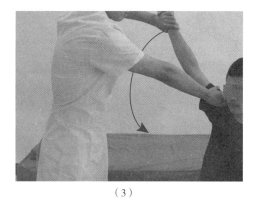

（3）
大幅度摇肩法

图 1-34　肩关节摇法

【实训内容】

两人一组，交替练习。

受术者正坐，术者先在受术者肩部及其周围做松解类手法 5 分钟，然后按照操作要求分别练习托肘摇肩法、握手摇肩法和大幅度摇肩法，每种摇法练习 1 分钟。

三、肘关节摇法

【动作结构】

1. 屈伸摇肘法

受术者正坐,肩关节向前伸出,肘关节伸直,术者坐或站在受术者侧前方,固定手托握住其肘后方,动作手握住其前臂下端。

操作时,动作手沿肘关节的额状轴方向,在其运动功能允许的范围内,反复屈伸其肱尺关节,在矢状面内摇动其肘关节(图1-35)。

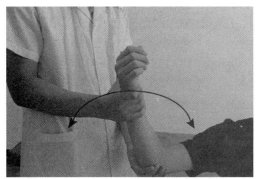

屈伸摇肘法　　　　　　　　旋转摇肘法

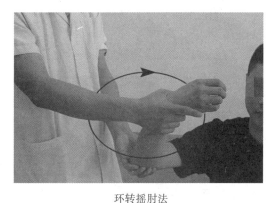

环转摇肘法

图1-35　肘关节摇法

2. 旋转摇肘法

受术者正坐,患肘屈曲约90°,术者坐在其前方,固定手握住患肘后方,动作手握住其前臂下端。

操作时,动作手沿着肘关节的垂直轴反复做前臂的内旋、外旋动作以及肘关节的小幅度环转,以摇动肘关节、桡尺近侧关节与远侧关节(图1-35)。

3. 环转摇肘法

体位与握手方法同旋转摇肘法。

操作时,动作手用力引导前臂由内向外,或由外向内,反复环转,摇动肘关节(图1-35)。

【实训内容】

两人一组,交替练习。

受术者正坐,术者先在受术者肘部及其周围做松解类手法5分钟,再按照动作结构要求,在受术者肘关节反复练习屈伸摇肘法、旋转摇肘法和环转摇肘法。每个手法练习2分钟。

四、腕关节摇法

【动作结构】

1. 屈伸摇腕法

受术者正坐,屈肘约90°,腕关节伸直,术者坐在其前方用固定手握在受术者前臂下端近腕关节处,动作手握住受术者四指。

操作时,动作手沿其额状轴方向反复做腕关节的掌屈、背伸运动,在矢状面内摇动腕关节(图1-36)。

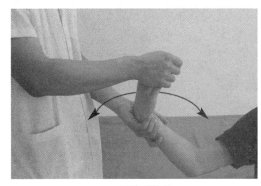
屈伸摇腕法

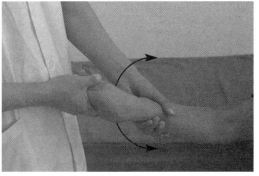
收展摇腕法

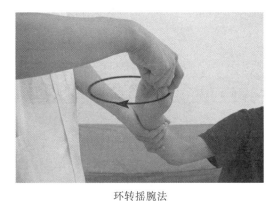
环转摇腕法

图1-36 腕关节摇法

2. 收展摇腕法

体位与握手方法同屈伸摇腕法。

操作时,动作手用力沿腕关节矢状轴使其反复内收(尺侧屈)、外展(桡侧屈)摇动腕关节(图1-36)。

3. 环转摇腕法

体位与握手方法同屈伸摇腕法。

操作时,动作手用力引导其腕关节做由尺侧向桡侧方向的环转,或做由桡侧向尺侧方向的环转运动,摇动腕关节(图 1-36)。

【实训内容】

两人一组,交替练习。

受术者正坐,术者先在受术者腕部及其周围做松解类手法 5 分钟,再按照动作结构要求,在受术者腕关节反复练习屈伸摇腕法、收展摇腕法和环转摇腕法。每个手法练习 2 分钟。

五、摇腰法

【动作结构】

1. 仰卧位摇腰法

受术者仰卧,两下肢并拢,屈髋屈膝。术者站在其一侧,用一手掌与前臂将其两侧膝关节拢住,另一手按在其小腿下端。

操作时,两手同时用力,先向下压膝,使髋关节尽量屈曲,然后双手再同向用力,以顺时针或逆时针方向摇下肢,并带动腰部摇动(图 1-37)。

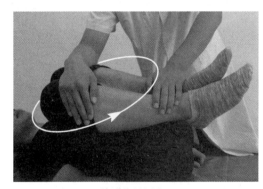
俯卧位摇腰法

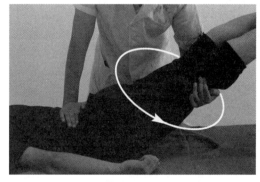
仰卧法摇腰法

图 1-37 摇腰法

2. 俯卧位摇腰法

受术者俯卧,两下肢伸直。术者站在其一侧,固定手按在其腰部,动作手手臂托抱住大腿下端。

操作时,动作手将下肢抬离床面,以顺时针或逆时针方向摇下肢,并带动腰部摇动(图 1-37)。

【实训内容】

两人一组,交替练习。

受术者取仰卧位,术者先在受术者腰部及其周围做松解类手法 5 分钟,再按照动作结构要求,练习仰卧位摇腰法,每次练习 2 分钟。

受术者取俯卧位,术者先在受术者腰部及其周围做松解类手法 5 分钟,再按照动作结构要求,练习俯卧位摇腰法,每次练习2分钟。如术者力量不足,本法可暂不练习,可先练习易筋经卧虎扑食势以增强臂力、腰力,待力量提升后再练习,不可强行操作,以免造成自身肌肉损伤。

六、髋关节摇法

【动作结构】

1. 屈伸摇髋法

受术者仰卧,患肢伸直,术者站在受术者患侧膝关节外侧,一手托住其膝关节后腘窝处,另一手握住其小腿下端。

操作时,沿髋关节额状轴,双手同时用力,使髋关节由伸到屈,再由屈到伸,反复屈伸,在矢状面内摇动髋关节(图1-38)。

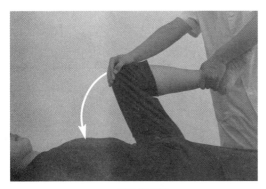
屈伸摇髋法

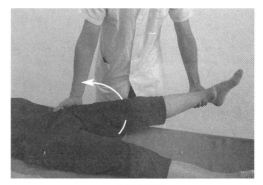
收展摇髋法

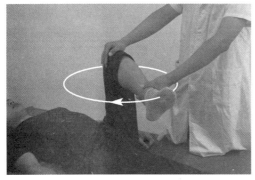
旋转摇髋法

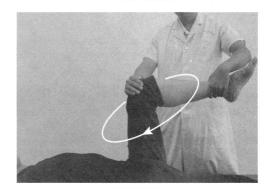
环转摇髋法

图1-38 髋关节摇法

2. 收展摇髋法

受术者仰卧,患肢伸直,术者站在受术者患侧,一手抵按在其患髋外侧大转子上方,另一手托住其大腿下端膝关节内后侧处。

操作时,将患肢稍提离床面,并用力沿髋关节矢状轴,使髋关节由内收位向外伸展,再由外展位向内收拢,反复收展摇动髋关节(图1-38)。

3. 旋转摇髋法

受术者仰卧,患侧下肢屈髋屈膝各约90°;术者站在其一侧,一手按在其膝关节上方,另一手握住其小腿下端。

操作时,按膝手用力将患侧大腿固定在与床面垂直的位置,另一手将小腿由外向内,再由内向外摇动,使髋关节反复内外旋转,摇动髋关节(图1-38)。

4. 环转摇髋法

受术者仰卧,屈髋约90°并自然屈膝,术者站在受术者患侧,一手握住其患膝上方,另一手握住其小腿下端或托握住其足跟。

操作时,双手同时用力,推动患肢由内向外环转或由外向内环转,如此反复内外环转,摇动髋关节(图1-38)。

【实训内容】

两人一组,交替练习。

受术者取仰卧位,术者先在受术者髋部及其周围做松解类手法5分钟,再按照动作结构要求,练习屈伸摇髋法、收展摇髋法、旋转摇髋法和环转摇髋法,每种操作方法每次练习2分钟。

七、膝关节摇法

【动作结构】

1. 屈伸摇膝法

受术者仰卧,患肢伸直,术者站在受术者一侧,一手握住其膝关节外后方,另一手握住其小腿下端。

操作时,术者双手同时用力,沿膝关节的额状轴做由伸到屈、再由屈到伸的膝关节屈伸动作,如此反复屈伸,摇动膝关节。本法亦可在受术者俯卧位下进行反复屈伸膝关节的摇膝动作(图1-39)。

2. 环转摇膝法

受术者仰卧,屈髋屈膝约90°,术者站在受术者一侧,一手放在其膝上,另一手握住其小腿下端。

操作时,握小腿的手用力,做由内向外或由外向内的环转膝关节的动作,如此反复摇动膝关节(图1-39)。

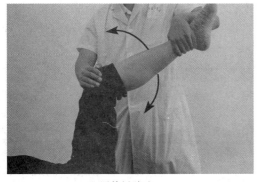
屈伸摇膝法

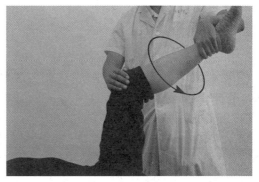
环转摇膝法

图1-39 膝关节摇法

【实训内容】

两人一组,交替练习。

受术者取仰卧位,术者先在受术者膝部及其周围做松解类手法5分钟,再按照动作结构要求,练习屈伸摇膝法和环转摇膝法,每种操作方法每次练习2分钟。

八、踝关节摇法

【动作结构】

受术者仰卧,下肢自然伸直。术者坐于其足端,固定手托握其足跟部,发力手握住其足趾部。操作时,两手同时用力向外拔伸,发力手按顺时针或逆时针方向环转摇动踝关节(图1-40)。

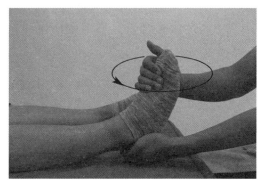

图1-40 踝关节摇法

【实训内容】

两人一组,交替练习。

受术者取仰卧位,术者先在受术者踝部及其周围做松解类手法5分钟,再按照动作结构要求,练习踝关节摇法,每次练习2分钟。

任务二 扳 法

一、颈椎扳法

【动作结构】

1. 颈椎旋转扳法

受术者正坐,头略向前屈15°左右,向左侧旋扳时,术者站在受术者左侧后方;向右侧旋扳时,术者站在受术者右侧后方,一手托握住其下颌部,一手抵握住其枕骨隆突或顶骨侧面最高点。

操作时,术者双手先轻轻用力将受术者头部沿颈椎垂直轴方向左右旋转摇动,待其放松后,术者双手再反向用力将其头部向左或向右旋转至其病理位或功能位之后的"扳机点",顺势用一个瞬间快速而有所控制的推冲力,使颈椎的旋转幅度再扩大5°~10°,然后再将其头部回旋至起始位(图1-41)。

2. 颈椎定位旋转扳法

受术者正坐,头略向前屈15°左右,术者站在其侧后方,动作手肘关节屈曲,用肘窝将其下颌部托住,并用上臂与前臂将其头部环抱并夹紧,固定手用拇指指面顶按在受术颈椎棘突偏歪侧的后外侧缘。

操作时,先将受术者头部向左右方向轻轻摇动,待其放松后,动作手用力将其头部沿颈椎垂直轴方向旋转至"扳机点"位,然后再做一个瞬间快速的小幅度旋转牵拉动作,同时,固定手拇指朝相反方向用力推拨棘突,使其归位(图1-41)。

3. 寰枢关节旋转扳法

受术者坐低凳,头略向前屈15°左右,术者站在其侧后方,动作手肘关节屈曲,用肘窝将其下颌部托住,并用上臂与前臂将其头部环抱并夹紧,固定手用拇指指面顶按在第2颈椎棘突偏歪侧的后外侧缘。

操作时,先将受术者头部向左右方向轻轻摇动,待其放松后,动作手用力将其头部向上拔伸,然后沿颈椎垂直轴方向旋转至"扳机点"位,然后再做一个瞬间快速的小幅度旋转牵拉动作,同时,固定手拇指朝相反方向用力推拨棘突,使其归位(图1-41)。

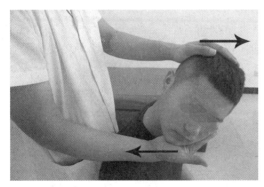

颈椎旋转扳法

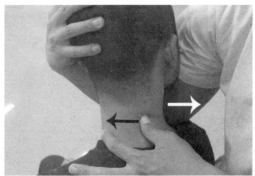

颈椎定位旋转扳法

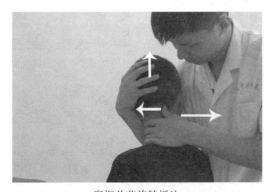

寰枢关节旋转扳法

图1-41 颈椎扳法

【实训内容】

两人一组,交替练习。

受术者取正坐位,术者先在受术者颈部及其周围做松解类手法 5 分钟,再按照动作结构要求,练习颈椎旋转扳法、颈椎定位旋转扳法和寰枢关节旋转扳法。

(1)重点练习正确的操作体位,准确把握双手的着力部位。

(2)反复练习左右旋颈及寻找"扳机点"的方法,并体会扳动到位后手下的感觉。

(3)反复练习双手配合给予瞬间快速而有所控制的推冲力的发力方式与操作方法。

(4)反复练习本法各阶段的操作要领,最后要求术者掌握本操作技术。

每节课练习颈椎旋转扳法 1 次,不要反复练习扳动。颈椎定位旋转扳法和寰枢关节旋转扳法都只练习扳动前的动作。

二、胸椎扳法

【动作结构】

1.扩胸牵引扳法

受术者正坐,两手手指相交叉,置于枕部;术者在其背后,一足站地,另一足掌踏放在受术者坐凳的后缘,用膝部顶在受术胸椎棘突处,用双手抓握其两肘部。

操作时,术者先用两手握住受术者双肘关节,拉动其双臂,使受术者配合呼吸,反复做前俯时呼气与挺胸时吸气动作,待其放松后,将其两臂向后展拉,使其挺胸,双臂后伸至"扳机点"位后,术者双手同时向后发力,快速小幅度地将其两肘向后扳动,同时,膝部用力向前顶推其后背(图1-42)。

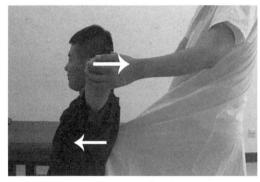

扩胸牵引扳法

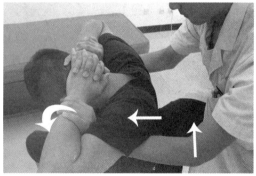

胸椎对抗复位扳法

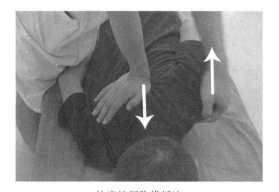

拉肩按压胸椎扳法

图 1-42 胸椎扳法

模块一 成人推拿技术手法实训

2. 胸椎对抗复位扳法

受术者取坐位,两手交叉扣住并抱于后枕部;术者站在其后方,两手臂在其两腋窝下插入,并握住其两前臂下段,术者一侧膝部顶压住受术者受术胸椎处。

操作时,术者握受术者前臂的两手用力下压,两前臂则用力上抬,将其脊柱向上后方牵引,顶压在患椎的膝部也同时向前下方顶推,与前臂的上抬形成对抗牵引,持续牵引至"扳机点"处,两手、两臂与膝部协同发力,做一个快速小幅度的扳动(图1-42)。

3. 拉肩按压胸椎扳法

受术者俯卧,全身放松,受术者站于其健侧,用一手拉对侧肩前上部,另一手掌根着力,按压在其受术胸椎旁。

操作时,拉肩的手将其肩部拉向后上方,同时按压胸椎的手将其受术处胸椎缓缓推向健侧,当推到"扳机点"时,两手同时发力,做一个快速小幅度的扳动(图1-42)。

【实训内容】

两人一组,交替练习。

受术者取正坐位,术者先在受术者胸椎部及其周围做松解类手法5分钟,再按照动作结构要求,练习扩胸牵引扳法、胸椎对抗复位扳法和拉肩按压胸椎扳法。

反复练习扩胸牵引扳法、胸椎对抗复位扳法中的操作体位,准确掌握双手抓握和膝部顶按的部位,反复练习双手与膝同时反向瞬间发力的动作。反复练习拉肩按压胸椎扳法中双手配合将胸椎扳至"扳机点"的操作方法和双手瞬间反向同步发力的操作方法。

每节课练习胸椎各扳法1次,不要反复扳动。

三、腰椎扳法

【动作结构】

1. 腰椎斜扳法

受术者取侧卧位,下腿伸直,上腿屈髋屈膝,将内踝处放在下腿膝内侧上方,并将上面的手放在身后,下面的手自然地放在身体前侧;术者站在其腰部前侧或后侧,用一手抵握住其肩前部,另一手按抵住髂前上棘或大转子最高点。

操作时,一手将其肩部向身后方向推转,另一手将其髂骨朝腹侧方向推转,至"扳机点"后,双手瞬时反向、同步发力,使腰椎快速越过此阻力点,旋转幅度再扩大5°~10°(图1-43)。

2. 腰椎定位旋转扳法

受术者坐在无靠背的方凳上,以向右前侧旋扳为例,助手用双膝夹住其左膝两侧,并用双手按压住其大腿根部,将受术者固定在座位上;术者站或坐其右后侧方,用左手拇指抵按在其受术腰椎棘突的右后部,右手从其右侧腋下穿过,握住其后项部。

操作时,先嘱受术者向前弯腰俯身,同时,术者右手顺势下压其上身至最大限度的前俯位后,术者右手再用力将其上身扳向右侧,使其腰椎在前屈位时,再向右侧旋转至"扳机点"位后,顺势发力做一个小幅度的快速牵拉与右旋动作,左手拇指同时发力,将受术者腰椎棘突向左侧顶推,待手下棘突有松动感或出现扳动响声后,右手立即将其上身扶正至端坐位。左侧的旋扳动作相同,方向相反(图1-43)。

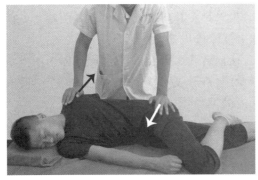
腰椎斜扳法

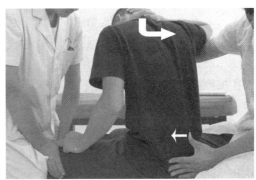
腰椎定位旋转扳法

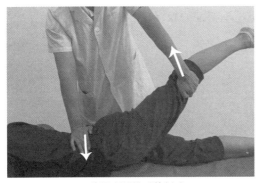
单腿式腰椎后伸扳法

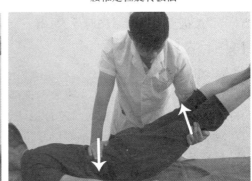
双腿式腰椎后伸扳法

图 1-43 腰椎扳法

3. **腰椎后伸扳法**

(1) 单腿式腰椎后伸扳法：受术者取俯卧位，术者站在其一侧，用一手握住其对侧大腿下端前方，另一手掌根按压在受术者腰椎的棘突上。

操作时，术者握腿的手沿腰椎额状轴将所握下肢慢慢抬起，使受术者腰椎后伸至"扳机点"后，再发力向上做一个快速的提拉动作；按腰的手同时向下发力快速推按棘突，此时手下有松动感或出现扳动响声（图 1-43）。

(2) 双腿式腰椎后伸扳法：受术者取俯卧位，术者站在其一侧，用一手前臂内侧与手掌托握住其两大腿前侧下端近膝关节处，另一手掌根按压在受术者腰椎的棘突上。

操作时，术者一手缓缓将其两侧下肢向上托起，使受术者腰椎后伸至"扳机点"后，再发力向上快速提拉其双腿，另一手同时发力快速向下按压腰椎棘突，此时，手下有松动感或出现扳动响声（图 1-43）。

【实训内容】

两人一组，交替练习。受术者取俯卧位，术者先在受术者腰部及其周围做松解类手法 5 分钟，再按照动作结构要求，练习腰椎斜扳法和腰椎后伸扳法。

三人一组，受术者取坐位，术者先在受术者腰部及其周围做松解类手法 5 分钟，配合助手按照动作结构要求，练习腰椎定位旋转扳法。

练习腰椎斜扳法时，重点练习双方的操作体位，以及双手在着力部位的正确抓握手势；反复练习前后摇腰,以逐步寻找腰椎"扳机点"的方法,体会到达"扳机点"时手下的感觉;反复练习双手瞬间发力,使腰椎快速越过"扳机点"的操作方法,并仔细体会此时手下的感觉;反复练习本法全过程。

练习腰椎定位旋转扳法时,重点练习操作时双方的体位及与助手的配合方法;练习双手在着力点的操作手势,特别是寻找受术棘突上着力点的技巧;反复练习本法弯腰、侧屈并旋转腰椎的操作方法与扳动瞬间的发力技术;反复练习本法全过程。

练习腰椎后伸扳法时,重点练习操作时双方的体位与双手在着力部位的手势;反复练习本法提拉单腿与双腿的手势并与按棘手的互相配合方法;反复练习本法全过程。

每节课练习腰椎各扳法 1 次,不要反复扳动。

四、肩关节扳法

【动作结构】

1. 肩关节外展扳法

受术者端坐,术者站在其患侧下端,将患肢上臂下端放于自己的肩上,用双手按压于患肩上方肩峰处。

操作时,术者先慢慢起立,使患肩沿矢状轴外展至"扳机点"处,再瞬间发力站起,使其快速越过此阻力点,同时,压肩的双手用力向下按压肩峰,使患肩外展幅度增大(图 1-44)。

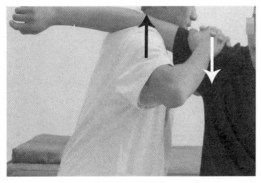
肩关节外展扳法

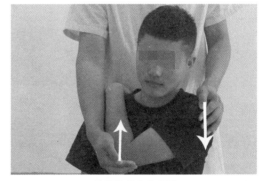
肩关节内收扳法

图 1-44 肩关节扳法

2. 肩关节内收扳法

受术者端坐,将患肢放在胸前,术者站在其背后,用一手握住其患侧肘后,另一手按抵在患侧肩后。

操作时,术者一手用力沿肩关节矢状轴将患肢向内收方向推动至"扳机点"处,再瞬间发力,让肩关节快速越过"扳机点",使其内收范围扩大(图 1-44)。

【实训内容】

两人一组,交替练习。

受术者端坐,术者先在受术者肩部及其周围做松解类手法 5 分钟,再按照动作结构要求,练习肩关节外展扳法和肩关节内收扳法。

反复练习两种扳肩法的双方体位及双手在着力部位抓握、按抵的手势,要求做到准确到位;反复练习内收扳肩法主动手牵引关节运动的方向及双手配合寻找"扳机点"的操作方法;反复练习双手配合瞬间反向同步发力的操作方式,并体会越过"扳机点"时的手下感觉;反复练习各式扳肩法,以达到全面掌握两种扳肩法的动作结构范式。

任务三 拔伸法

一、颈椎拔伸法

(一)坐位颈椎拔伸法

【动作结构】

受术者端坐,颈肩部放松,术者站在其正后方,两足分开与肩同宽,站稳,用双前臂前1/3处按压在其两侧肩峰处,双手拇指在后抵按住其耳后乳突与枕骨隆突的下方,示指放在下颌骨两侧,其余三指放在下颌骨下方。

操作时,先将受术者的头部向前后、左右各方向轻轻摇动,待确认其颈项部肌肉基本放松后,将颈椎保持在略向前倾的位置,以保证颈椎合理的牵引角度。然后,术者双手用力夹持其头部两侧,两臂发力向下压肩,使其头部获得一向上的提升力,以完成对颈椎的拔伸牵引(图1-45)。

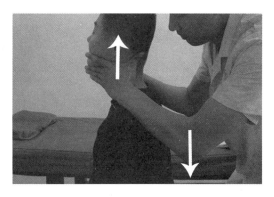

图1-45 坐位颈椎拔伸法

【实训内容】

两人一组,交替练习。

先令术者充分理解本法的动作原理,再展开练习。反复练习双手的握持方法,准确找到握力点的位置;反复练习本法动作的发力方式与操作方法。

(二)低坐位颈椎拔伸法

【动作结构】

受术者端坐在无靠背的矮凳上,颈肩部放松;术者站在其侧后方,取马步势下蹲,上身垂直下沉,左肘屈曲,用肘窝将受术者的下颌部托住,并用上臂与前臂将其头部抱紧,右手手指向上,用掌根托住其枕骨下方。

操作时,先将受术者头部向前后、左右各方向轻轻摇动,待确认其颈部肌肉基本放松后,术者两手将其头部夹紧并保持好牵引角度,上身挺直,双下肢发力从下蹲位马步势渐渐站起至直立势,将受术者提起,使其离开凳面,稍停片刻,完成对颈椎的牵引后,再将其缓缓放回凳面(图1-46)。

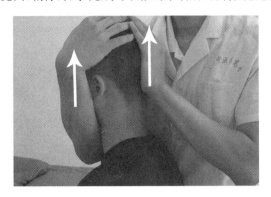

图1-46 低坐位颈椎拔伸法

【实训内容】

两人一组,交替练习。

先令术者充分理解本法的动作原理,再展开练习。反复练习双手环抱受术者头部的握持体位、姿势与方法,准确找到握力点的位置;反复练习下肢先蹲后起的发力方式及其与上肢用力互相配合的操作方法。

(三)仰卧位颈椎拔伸法

【动作结构】

受术者去枕仰卧,术者在其头侧取坐位,两足分开踏稳,用双膝顶住两侧床腿,上身略前倾,腰背挺直。一手在下,垫在受术者的枕部下方并将其托住,另一手在上,托握住受术者的下颌部。

操作时,先使受术者头部向各方向摇动,待其颈项部肌肉放松后,术者的双手分别将受术者的枕部及下颌部用力握住,两上肢伸直,由腰背部发力,使上身向后仰,并带动两手将受术者的身体在床面上滑行拖动,完成对颈椎的牵引(图1-47)。

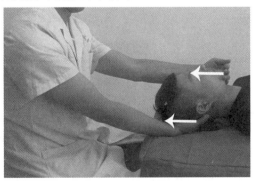

图1-47 仰卧位颈椎拔伸法

【实训内容】

两人一组,交替练习。

先令术者充分理解本法的动作原理,再展开练习。反复练习双手的握法,准确找到着力部位,并练习控制牵引角度的手势;反复练习腰背部发力的方式及其与双手配合的整体动作。

二、肩关节拔伸法

【动作结构】

受术者正坐,患肩外展约90°伸直,术者站在其一侧,用一手掌根抵按住其患侧肩峰外侧缘,另一手握住其肘上部或腕部。也可术者双手握住受术者前臂下端,一助手站在术者对侧,用双手抱住受术者腋下部。

操作时,在受术者患肩近侧被固定的条件下,握其前臂下端的手用力向外缓缓拔伸肩关节,待肩关节受力后,再继续保持牵引5～10秒钟,如此反复拔伸3～5次(图1-48)。

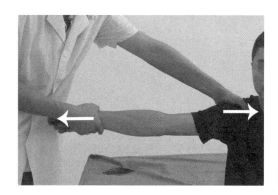 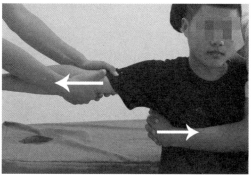

图1-48 肩关节拔伸法

【实训内容】

三人一组,反复练习。

先令术者充分理解本法的动作原理,再展开练习。反复练习肩关节拔伸操作技能,准确把握沿患肢纵轴方向的发力;练习与助手同时发力牵引肩关节的发力方式与操作方法;认真体会肩关节受到牵引力后间隙拉宽的手下感觉,以准确掌握牵引力的大小。

三、肘关节拔伸法

【动作结构】

受术者取坐位,肩关节前伸,前臂掌面向上,肘关节伸直,术者在受术者前方取坐位或站位,一手紧握住其肱骨下端、患肘上方,另一手握住其前臂下端。

操作时,握肘上方的手用力向肩侧拉伸,握前臂的手同时向下方沿前臂纵轴方向牵拉肘关节,使肱尺关节受到拔伸。也可在以上牵引动作下,同时使前臂向尺侧做小幅度拉伸,以拉伸桡侧的肱桡关节,使其间隙增宽(图1-49)。

模块一　成人推拿技术手法实训

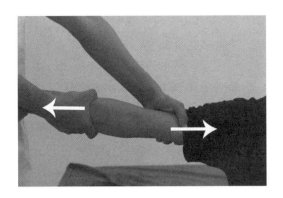

图 1-49　肘关节拔伸法

【实训内容】

两人一组,反复练习。

先令术者充分理解本法的动作原理,再展开练习。反复练习并体会拔伸肘关节时的发力方向;练习牵拉肱桡关节的发力方式与操作方法。

四、腰椎拔伸法

【动作结构】

受术者取俯卧位,两肩略放松,一助手用双手托握其双侧腋下,也可嘱受术者自行抓住床头;术者双手握住其小腿下端。

操作时,术者双手紧握其双腿,两臂伸直,身体后仰,与助手同步相对用力,沿腰椎纵轴方向缓缓拔伸,力量由小渐大,达到预期拔伸效果后,再保持此拔伸力十几秒钟,后缓缓放松下肢,如此反复拔伸 3～5 次(图 1-50)。

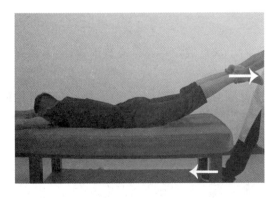 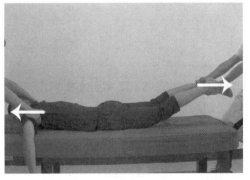

图 1-50　腰椎拔伸法

【实训内容】

三人一组,交替练习。

先令术者充分理解本法的动作原理,再展开练习。反复练习术者与助手上身后仰并带动上臂拔伸的发力方式或操作方法;反复练习术者与助手之间相互配合同时发力的操作方法。

五、膝关节拔伸法

【动作结构】

受术者仰卧,膝关节伸直,一助手用双手握住受术者大腿下端,术者站在其足侧,用双手握住其患肢小腿下端。

操作时,术者双手沿下肢纵轴线,向下牵拉小腿,力量由小渐大,待膝关节受力后,继续保持5~10秒钟的持续牵引力,如此反复拔伸3~5次(图1-51)。

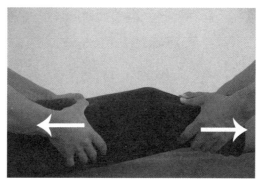

图1-51 膝关节拔伸法

【实训内容】

三人一组,交替练习。

先令术者充分理解本法的动作原理,再展开练习;反复练习持续牵引膝关节由小渐大的发力方式与操作方法。

六、踝关节拔伸法

【动作结构】

受术者仰卧,下肢自然伸直,术者站在其足侧,右手握住其第一跖趾关节内侧,左手托握住患足的足跟。

操作时,术者先用右手将患足推向背伸,左手同时顺势将其足跟向下拉伸,保持左手对足跟的牵引力,接着右手用力向下将足拉向跖屈,即可使踝关节受力,拉宽其关节间隙(图1-52)。

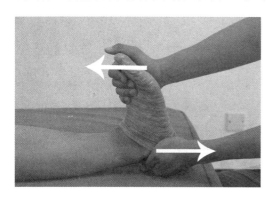 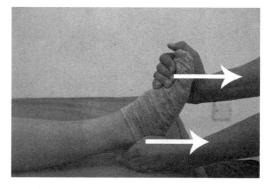

图1-52 踝关节拔伸法

【实训内容】

两人一组,交替练习。

先令术者充分理解本法的动作原理,再展开练习;反复练习本法先背伸后跖屈踝关节的动作姿势之间的手法,并细心体会踝关节被拉宽时的手下感觉。

任务四　背　法

【动作结构】

1. 预备姿势

术者与受术者相背而立,两上肢后伸,用两肘弯套钩住受术者的肘弯,并用臀部抵住其腰椎中部或腰骶关节处。

2. 动作姿势

操作时,术者先向前弯腰,将受术者仰身背离地面,令其全身放松,然后,先左右晃动臀部,使受术者腰骶亦随之左右摇晃5~10次;术者再做有节律的屈伸膝关节与向后上方挺臀的动作,使受术者腰骶部亦随之上下颠簸;5~10次后,术者双足踮起,并快速下落使足跟用力顿地,使受术者腰椎在后伸位状态下受到一较大的瞬间牵引力(图1-53)。

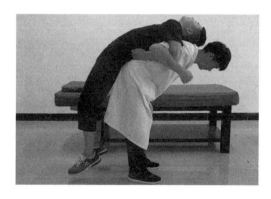

图1-53　背法

【实训内容】

两人一组,交替练习。先分别练习背、晃、颠、顿四步动作,再反复练习四个步骤的衔接动作,以掌握本法完整的操作技术。

项目七　复合手法实训

任务一　按揉法

【动作结构】

1. 预备姿势

肩、肘、腕关节的起势位置同各种按法。如指按揉法以拇指或中指指端或指面着力;叠指按揉法以一主力手拇指指腹着力,另一手拇指指腹按压在其指背上助力;掌按揉法以手掌着力;叠掌按揉法以一主力手的手掌着力,另一手的手掌按贴在其主力手的手背上助力;掌根按揉法以掌根着力;行大鱼际按揉法时,拇指与第一掌骨内收,以大鱼际的肌腹着力;肘按揉法以肘尖着力,按压在受术穴区(图1-54)。

2. 动作姿势

操作时,术手着力部位在受术穴区,先轻渐重,在由浅而深地向下按压的同时,做或左或右的小幅度回旋揉动,并带动皮肤一起环转,使之产生内摩擦,待得气后,稍作停留,继续按揉3～10秒钟,再逐渐边按揉边由深层返回至浅层,如此反复操作。

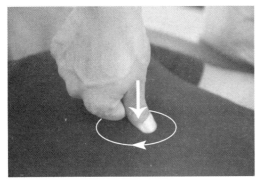

拇指按揉法1

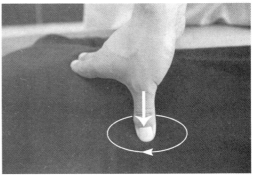

拇指按揉法2

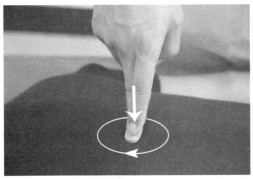

中指按揉法

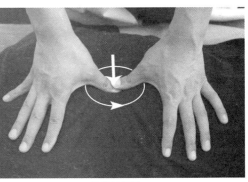

叠指按揉法

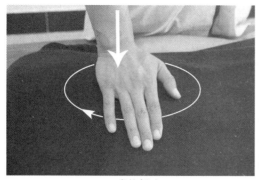
掌按揉法

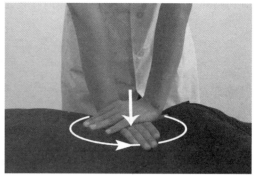
叠掌按揉法

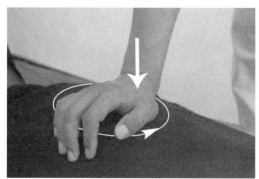
掌根按揉法

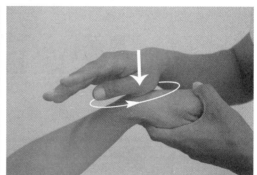
大鱼际按揉法

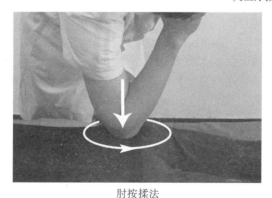
肘按揉法

图 1-54 按揉法

【实训内容】

两人一组,交替练习。

(1)在风池、风府、合谷等穴练习单指按揉法。

(2)在腰眼、足三里等穴练习叠指按揉法。

(3)在中脘、神阙、关元等穴练习掌按揉法。

(4)在肾俞、八髎等穴练习叠掌按揉法。

(5)在秩边、承扶、伏兔等穴练习掌根揉法。

(6)在下关、太阳、颊车等穴练习大鱼际按揉法。

(7)在环跳、腰骶部夹脊等穴练习肘按揉法。

任务二　拿揉法

【动作结构】

准备动作同拿法。在拿法动作的基础上,前臂主动参与运动,使腕关节在做屈伸运动的同时,产生旋转运动,从而使拇指与其他手指在做拿、提的同时产生旋转揉动,这样所产生的拿揉之力可连绵不绝地作用在施术部位上(图1-55)。

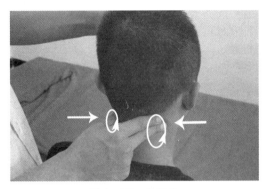

图1-55　拿揉法

【实训内容】

两人一组,交替练习。

受术者取坐位,术者站于受术者后侧,在颈项部、肩井部拿揉肌束;术者站于受术者侧方,一手托住受术者肘部,另一手在肩部、肱二头肌、肱三头肌处拿揉肌束。

任务三　扫散法

【动作结构】

受术者取坐位,术者站于其前方。术者以一手按住受术者头部一侧固定,另一手拇指伸直,以桡侧面置于受术者对侧额角,其余四指并拢,指端置于受术者耳后高骨处,示指与耳上缘齐平。前臂主动运动,挺腕,拇指桡侧缘在受术者头颞部做快速的单方向擦动,同时,其余四指在其耳后至乳突范围内快速擦动。两侧交替进行(图1-56)。

【实训内容】

两人一组,交替练习。

受术者取坐位,术者站于其前方。按照扫散法的动作结构要求,以每侧操作50次为一组,反复练习。

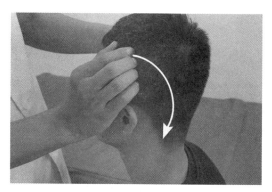

图 1-56 扫散法

任务四　摩振法

【动作结构】

1. 预备姿势

将手掌贴附在治疗部位,掌心对准主治穴,肩、肘、腕的位置同摩法。

2. 动作姿势

操作时,先按掌振法术式,使施术手掌产生震颤,稍待片刻,等动作稳定后,再沿着主穴四周的圆周轨迹,边振边缓缓移动环转,周而复始地反复摩振。操作方向可为顺时针或逆时针。振动频率保持在 8～11 次/秒,摩动速度宜缓慢而平稳(图 1-57)。

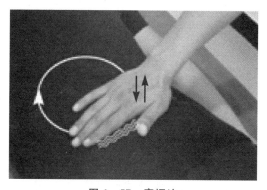

图 1-57 摩振法

【实训内容】

两人一组,交替练习。

受术者取仰卧位,分别以其中脘、神阙、关元、膻中等穴为中心,练习摩振法。每次练习 2 分钟。

任务五 推振法

【动作结构】

1. 预备姿势

预备姿势同掌推法,将手掌平贴在受术路线的起始端。

2. 动作姿势

操作时,先按掌振法术式,使施术手掌产生震颤,待动作稳定后,再沿直线边振边缓慢向前推进,直至受术路线的终点。可在操作路线上往返推振,也可单向反复推振。振动频率保持在8~11次/秒,推动速度要缓慢,掌面要放平贴稳(图1-58)。

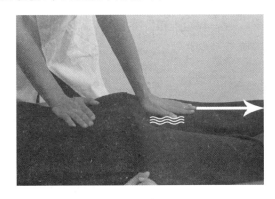

图1-58 推振法

【实训内容】

两人一组,交替练习。
(1)自巨阙到神阙,推振任脉上腹线。
(2)自神阙到中极,推振任脉下腹线。
(3)自肝俞至大肠俞,推振膀胱经内侧线。
(4)自神庭至百会,推振督脉前顶线。
(5)自髀关至梁丘,推振胃经大腿线。
每次每条线推振2次。

任务六 推摩法

【动作结构】

1. 预备姿势

术者一般取坐位,沉肩、垂肘,前臂掌面朝下,腕关节略屈曲;用拇指螺纹面或偏峰着力于治疗穴点,其余四指掌面贴附在一侧的治疗部位上。

2. 动作姿势

操作时,拇指按一指禅推法或偏峰推法术式,带动其余四指掌面在一侧的治疗部位上摩动

（图1-59）。动作频率可根据需要在一指禅推法与摩法之间变化。

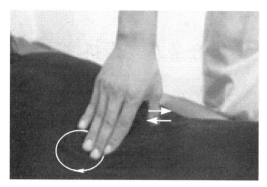

图1-59　推摩法

【实训内容】

两人一组，交替练习。

受术者仰卧，术者正坐，面向受术者头侧，用拇指自巨阙穴开始用螺纹推法或偏峰推法，沿任脉向下边推边走至神阙穴；同时带动贴附在一侧不容穴的四指，用摩法沿胃经向下边摩边走至天枢穴。如此自上而下紧推慢移，反复操作练习。

任务七　掐揉法

【动作结构】

1. 预备姿势

预备姿势同拇指揉法，用拇指指甲在治疗穴点上着力。

2. 动作姿势

治疗穴用拇指指甲掐定后，边掐边揉，可向左掐揉也可向右掐揉（图1-60）。

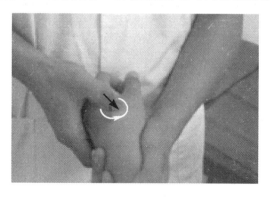

图1-60　掐揉法

【实训内容】

在基本掌握掐法与揉法动作结构的操作技能后，再练习本法。练习时，可直接在自己身上的穴位练习,以体会掐揉时稍有痛感而又柔和的感觉。掐揉法主要在外劳宫、人中、少商、中冲、百会、印堂或颊车等穴位练习。

任务八　牵抖法

【动作结构】

1. 预备姿势

受术者俯卧,两手拉住床头或由助手固定受术者两腋部;术者以两手握住受术者两足踝部,两臂伸直,身体后仰,缓缓牵引其腰部。

2. 动作姿势

操作时,术者先小幅度摇摆受术者腰部,待其放松后,两手臂维持一定的牵引力,身体前倾,以准备抖动。之后随身体起立之势,手臂瞬间用力将下肢提起,做1~3次较大幅度的抖动,抖动传递至腰部,产生较大幅度的波浪形运动。除牵抖腰部外,亦可牵抖肩关节和髋关节。即受术者取仰卧位或正坐位,术者用双手握住受术者上肢或下肢的远端,先做牵引,待肩关节或髋关节放松后,减缓牵引力,瞬间用力,做1~3次较大幅度的抖动,使抖动力传递到肩关节或髋关节(图1-61)。

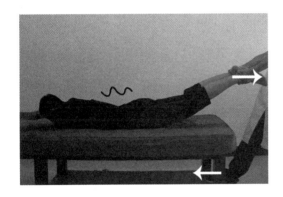 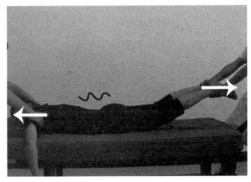

图1-61　牵抖法

【实训内容】

两人一组,交替练习。

(1)受术者取俯卧位,按照动作结构要求,练习牵抖腰部。

(2)受术者取仰卧位,按照动作结构要求,练习牵抖髋部。

(3)受术者取正坐位,按照动作结构要求,练习牵抖肩部。

项目八　踩跷法实训

任务一　足压法

【动作结构】

受术者仰卧、侧卧或俯卧于踩跷床上,术者双手握杠,先以双臂支撑体重,全足踩踏于受术者治疗部位,后重心逐渐前移,用足掌下压;或重心后移,用足跟下压,如此先轻后重,由浅而深地反复踩压治疗部位(图1-62)。

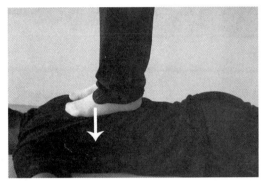
足掌压法

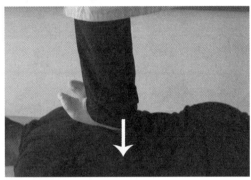
足跟压法

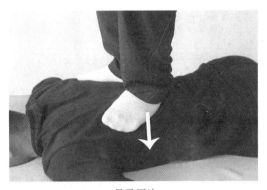
足弓压法

图1-62　足压法

【实训内容】

术者取站立位,将两足前掌置于受术者脊柱两侧,自上而下依次按压3~5次,以足跟压肾俞10~20秒。反复练习3~5次。在大腿部位,以两足足弓自上而下按压3~5次。

任务二　足点法

【动作结构】

受术者仰卧、俯卧或侧卧于踩跷床上,术者双手握杠,以双臂支撑身体,用足尖垂直向下点压特定部位或穴位(图1-63)。

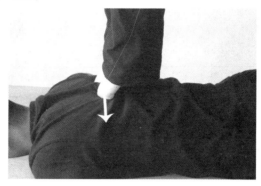

图1-63　足点法

【实训内容】

在人体督脉上,以拇趾趾端从大椎起,逐个椎间隙点压至腰骶关节,反复1~3次;以拇趾趾端或足跟按先上后下、先正中后两侧的次序点压承扶、殷门、风市、委中、承筋、承山、箕门、阴陵泉、太溪、阳陵泉、悬钟等穴位,每穴点按10~20秒,最后以两拇趾分别置于两涌泉穴,点压30秒左右。

任务三　足揉法

【动作结构】

受术者仰卧、俯卧或侧卧于踩跷床上,术者双手握杠,以单侧或双侧的足跟、足掌或拇趾着力于治疗部位,做小幅度的环旋运动,并带动施术部位皮肤一起回旋,使之与内层的软组织之间产生内摩擦。两足揉动时,可并拢或左右分开,对称揉受术者左、右两侧(图1-64)。

【实训内容】

受术者俯卧,术者取坐位,先以两足对称置于受术者脊柱两侧,以足后跟或足掌从上而下、先内后外揉动整个脊背与腰骶部8~10次;再一足站在床上,另一足从上而下揉对侧夹脊穴,两足交替,各揉3~5次;在臀部、大腿根处,两足同时并列紧贴,行揉法放松。

模块一 成人推拿技术手法实训

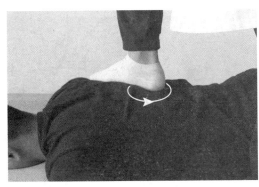
单足揉法

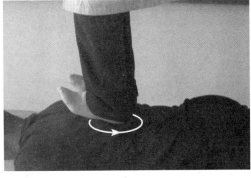
两足对称揉法

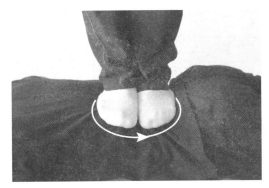
两足合揉法

图 1-64　足揉法

任务四　足推法

【动作结构】

受术者仰卧、俯卧或侧卧于踩跷床上，术者双手握杠，以双臂支撑身体，以足掌或足跟着力于治疗部位，沿肌肉纤维走向或经络循行方向做单方向的直线推动，或自中间向两侧分向推动。

行足掌直推法时，以一侧下肢作为固定支撑，用另一侧足掌着力于治疗部位，沿直线向前推动，每个部位的推动次数以 3~5 次为宜（图 1-65）。

行足掌分推法时，两足平放在胸骨正中或脊柱正中，足跟并拢向两侧分推，一般从上到下依次分推完为 1 次，可操作 5~10 次（图 1-65）。

【实训内容】

受术者取俯卧位，术者用直推法推脊柱两侧各 3~5 次；用分推法自上而下操作 3~5 次；单足沿下肢纵轴缓慢推 3~5 次。

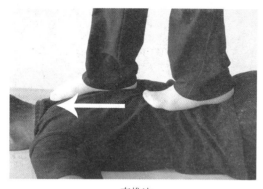 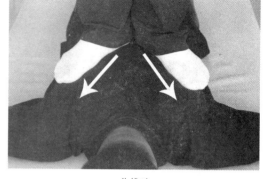

直推法　　　　　　　　　　　　　　分推法

图1-65　足推法

任务五　足摩法

【动作结构】

受术者仰卧、俯卧或侧卧于踩跷床上,术者双手握杠,一足站在床上或以受术者腰骶部作为固定支撑,另一足掌着力于治疗部位,做自上而下或自左向右的直线往返摩擦动作或做回旋摩动(图1-66)。

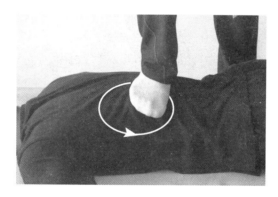

图1-66　足摩法

【实训内容】

在背部、腰骶部、大腿练习足摩法。

任务六　足颤法

【动作结构】

受术者俯卧,胸部和大腿部可垫枕头数只,使腹部悬空。术者双手握杠,以双臂支撑身体,用单足或两足的足掌前部着力,踩踏在治疗部位上,运用膝关节的一屈一伸,使身体一起一落,对腰部产生一弹一压的连续刺激(图1-67)。

模块一　成人推拿技术手法实训

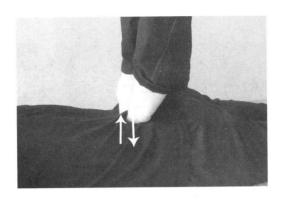

图 1-67　足颤法

【实训内容】

在背部、腰骶部练习足颤法。

任务七　足搓法

【动作结构】

术者以单足或双足置于一定的踩踏部位,快速地来回搓动(图 1-68)。

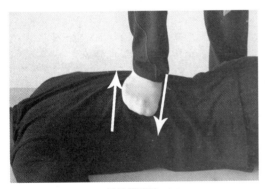
单足横搓法

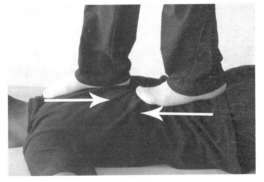
两足纵搓法

图 1-68　足搓法

【实训内容】

单足横搓腰背 1~3 分钟,纵搓两胁或脊柱两旁 1 分钟;自上而下分别横搓下肢前、后 3~5 次,纵搓下肢两侧 1 次。

任务八　足跟击打法

【动作结构】

受术者仰卧、俯卧或侧卧于踩跷床上,术者双手握杠,用两足跟交替有节律地击打治疗部位(图 1-69)。

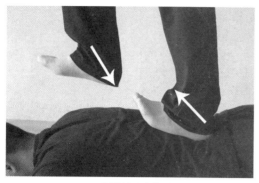
直腿足跟击打法

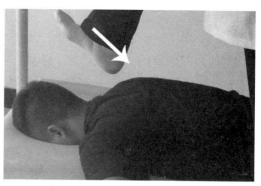
足跟后部击打法

图 1-69 足跟击打法

【实训内容】

术者取站立位,足跟击打受术者肩井 10～20 次;术者取坐位,直腿足跟击打受术者腰骶部、臀部 10～20 次。

任务九　蹬腰拉手法

【动作结构】

受术者俯卧,身体放松。术者一足立于床上,一足跟蹬于腰部所需治疗部位,双手紧拉受术者双手,使其胸部抬起、腰椎后伸,至扳机点后,双手突然用力提拉,同时蹬踏之足快速用力蹬踏,使腰椎受到过伸扳动,每处操作 1～3 次(图 1-70)。

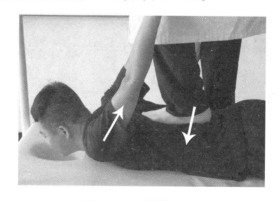

图 1-70 蹬腰拉手法

【实训内容】

根据操作要求在人体腰背部反复练习,着重训练手足动作的协调性,切勿使用暴力或蛮力。

任务十 跪腰晃肩法

【动作结构】

受术者俯卧,术者位于受术者左侧,左膝屈曲,左足踩于床面,右膝跪于腰部正中或需整复的椎骨处,两手拉受术者两臂,用力将其双肩提起,然后两手交替,一上一下快速晃动肩部,使腰椎左右旋转(图1-71)。

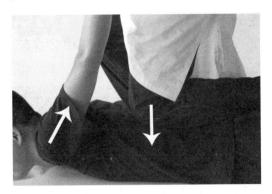

图 1-71 跪腰晃肩法

【实训内容】

根据操作要求在人体上反复练习。

任务十一 骨盆调整法

【动作结构】

受术者仰卧,屈膝屈髋。术者两足分开置于受术者腋下,面向其足而立,两手分别按在其两膝上,先顺、逆时针各环转5～10圈,再向左、右各侧压3～5次。最后,术者重心下移并前倾,尽力沿大腿纵轴推压膝部3～5次(图1-72)。

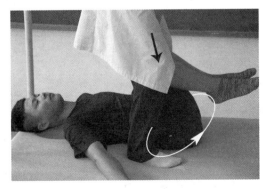

图 1-72 骨盆调整法

【实训内容】

根据操作要求在人体上反复练习。

任务十二　调脊法

【动作结构】

受术者俯卧,术者一足站于受术者腰骶部,承受自身重力,另一足快速地平踏于受术者颈部或胸部脊椎上,此时,术者重心前移,下踏一定幅度后,迅速上抬,重心重新回到腰骶部支撑足;或者术者一足仍然位于受术者腰骶部,另一足从受术者颈椎起,自上而下,逐个椎体踩踏(图1-73)。

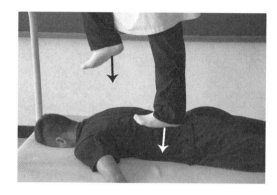

图1-73　调脊法

【实训内容】

根据操作要求,练习调脊法,每次练习1分钟。

任务十三　小步走法

【动作结构】

受术者俯卧,术者两足对称置于受术者脊柱两旁,两足交替,以足掌行小碎步踩踏(图1-74)。

【实训内容】

术者取站立位,两足前掌置于受术者脊柱两侧,从腰骶部至肩部反复小步走3～5次。

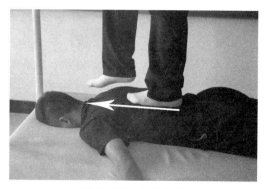

图1-74　小步走法

模块二 成人推拿技术诊法实训

一、操作方法

(一)颈腰背部

1.压项试验(颈椎间孔挤压试验)

患者取正坐位,医者双手重叠按压患者头顶,并控制颈椎在不同角度下进行按压(图2-1)。如果引起项痛和上肢放射痛,为该试验阳性,提示颈神经根受压。

2.叩顶试验

患者取正坐位,医者一手掌面置于患者头顶,另一手握拳用下拳眼叩击掌背(图2-2)。如果引起颈部、上肢疼痛或麻木,提示颈神经根受压。

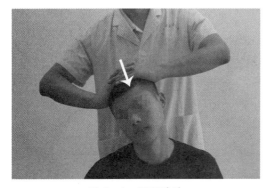
图2-1 压顶试验

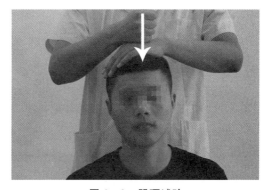
图2-2 叩顶试验

3.仰卧屈颈试验

患者取仰卧位,双下肢伸直,医者一手按住患者胸骨,另一手托于其枕后,缓缓用力使头前屈至下颌,抵到胸部,持续1～2分钟(图2-3)。如果引起腰痛或下肢放射痛,则为该试验阳性,提示腰神经根受压。

4.臂丛神经牵拉试验

患者取坐位,颈部微前屈,医者立于其患侧,一手抵住患侧头部,另一手握住患肢手腕,做反方向牵拉(图2-4)。若患肢出现疼痛或麻木感,则为该试验阳性,提示臂丛神经受压,临床多见于神经根型颈椎病。

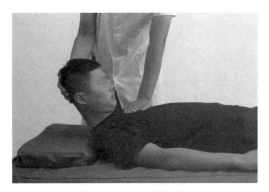

图 2-3 仰卧屈颈试验

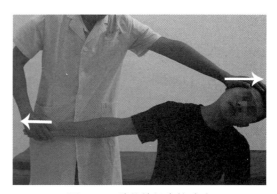

图 2-4 臂丛神经牵拉试验

5. 挺腹试验

患者取仰卧位,医者嘱患者主动将腹部挺起,使其腰部离开床面,如患者不能主动完成该动作,医者可用手稍稍托扶一下患者腰部,帮助其完成,患者腰部离开床面后,同时咳嗽一声(图 2-5)。如果引起腰腿痛,则为该试验阳性,提示腰神经根受压。

6. 直腿抬高试验

患者仰卧,双下肢伸直,医者一手托足,一手压于膝盖上方,使患肢保持伸直位缓缓抬高,正常可达 90°(图 2-6)。如抬高不到 60°,即出现腰痛和患肢后侧放射性疼痛,为该试验阳性,是腰椎间盘突出症的重要体征。

注意:骶髂关节和腰骶关节有病变时,直腿抬高试验也可能出现阳性,即便疼痛的部位不同,抬腿的高度也比坐骨神经痛时高,这是因为直腿抬高不仅能牵拉坐骨神经,还可在骶髂关节产生旋转扭力,如果抬高超过 90°,还能影响腰骶关节。此外,股后肌群的紧张也可引起直腿抬高试验假阳性。

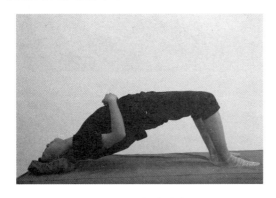

图 2-5 挺腹试验

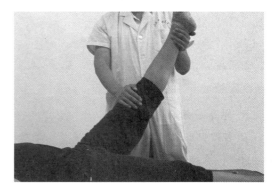

图 2-6 直腿抬高试验

7. 直腿抬高加强试验

直腿抬高到出现腰腿痛的角度时,将下肢放低 5°～10°,然后背伸踝关节(图 2-7)。如果又引起疼痛,即可排除股后肌群紧张引起的假阳性,提示为单纯性坐骨神经受压。

8. 跟臀试验

患者取俯卧位,双下肢伸直,肌肉放松,医者握住患者踝部,屈膝使其足跟接触到臀部(图

2-8)。如果腰椎或腰骶关节有病变,则引起腰痛,骨盆甚至腰部也会随着抬起。

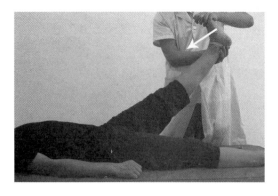
图 2-7　直腿抬高加强试验

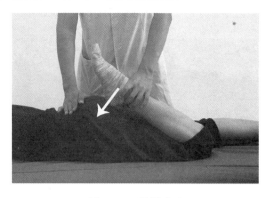
图 2-8　跟臀试验

(二)上肢部

1. 搭肩试验

正常人手搭于对侧肩上时,肘关节能贴紧胸膛(图 2-9)。若肩关节脱位,则患侧手搭在对侧肩部时,肘部不能靠紧胸膛,或者肘紧贴胸膛的时候,手不能搭于对侧肩部,这些均为搭肩试验阳性,提示肩关节脱位。

2. 肱二头肌抗阻力试验

患者屈肘 90°,医者一手扶住患者肘部,一手扶其腕部,嘱患者用力做屈肘及前臂旋后动作,医者给予阻力(图 2-10)。若出现肱二头肌腱滑出,或者结节间沟处产生疼痛则为阳性,前者为肱二头肌长头肌腱滑脱,后者为肱二头肌长头肌腱炎。

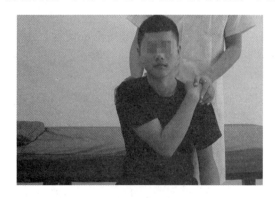
图 2-9　搭肩试验

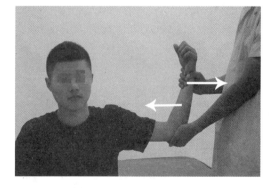
图 2-10　肱二头肌抗阻力试验

3. 直尺试验

正常时肩峰位于肱骨外上髁与肱骨大结节连线的内侧。医者用直尺贴于患者上臂外侧,一端接触肱骨外上髁,另一端接触肱骨大结节(图 2-11)。如另一端同时能接触到肩峰,为该试验阳性,提示有肩关节脱位或有肩胛骨颈部移位性骨折。

4. 肩关节外展试验

此试验对于肩部疾病的鉴别诊断有重要意义(图 2-12)。

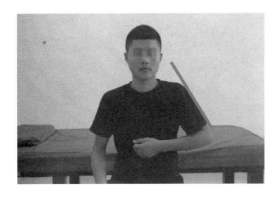

图 2-11 直尺试验

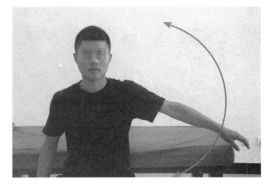

图 2-12 肩关节外展试验

(1)如肩关节只能轻微外展,并引起肩部剧痛,可能为肩关节脱位或骨折。
(2)患肩关节炎时肩部从外展到上举过程皆有肩部疼痛。
(3)外展开始时肩部不痛,越接近水平位时越痛,可能为肩关节粘连。
(4)外展过程中肩部疼痛,上举时反而不痛,可能为三角肌下滑囊炎。
(5)从外展到上举的过程中,在60°～120°范围内有疼痛,超过此范围时反而不痛,可能为冈上肌腱炎。
(6)外展动作小心翼翼,却有突然疼痛者,可能为锁骨骨折。

5.肘三角检查

肱骨内上髁、外上髁和尺骨鹰嘴突在肘关节屈曲时,呈一底边向上的等腰三角形,称为肘三角。当肘关节伸直时,三点在一直线上,肘关节脱位或组成肘三角的骨骼发生骨折并移位时,这种解剖关系发生改变。

6.网球肘试验

患者在前臂旋后位时伸直肘关节不痛,而在腕关节尽量屈曲然后前臂完全旋前并将肘伸直时,桡侧腕长肌张力较大,引起肱骨外上髁处剧痛,此试验又称"密尔试验"(图 2-13)。

7.握拳试验

患者手握实拳,手四指将拇指握在拳眼内,做腕关节尺偏,如果桡骨茎突处发生疼痛,提示为桡骨茎突部狭窄性腱鞘炎(图 2-14)。

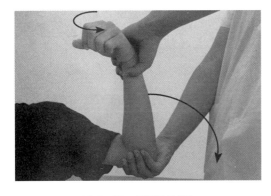

图 2-13 网球肘试验

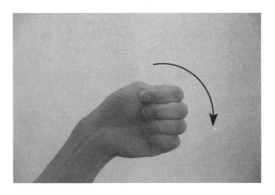

图 2-14 握拳试验

8. 腕伸、屈肌紧张试验

患者取坐位,医者位于其前方,一手握患者肘部,屈肘 90°,前臂旋前位,掌心向下半握拳,另一手握住患者手背使之被动屈腕,然后在患者手背施加阻力,嘱患者伸腕。如肱骨外上髁处疼痛,提示肱骨外上髁炎。患者掌心向上,伸手指及背伸腕关节,医者以手按压患者手掌,患者抗阻力屈腕,肘内侧痛者为该试验阳性,提示肱骨内上髁有病变(图 2-15)。

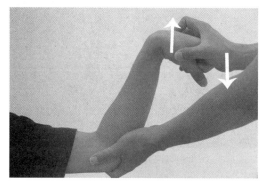
腕伸肌紧张试验

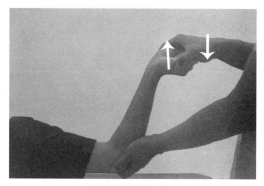
腕屈肌紧张试验

图 2-15 腕伸、屈肌紧张试验

(三)骨盆和骶髂关节部

1. 双膝双髋屈曲试验

患者仰卧,医者将患者屈曲的两下肢同时压向腹部,如活动受限、疼痛,提示该处的椎间关节有病变;如将一侧屈曲的下肢压向对侧腹部引起骶髂关节痛,说明有骶髂韧带损伤或关节病变(图 2-16)。

2. "4"字试验

患者仰卧,健侧下肢伸直,患侧下肢屈曲外旋,将足置于健侧膝上方,医者一手压住患侧膝上方,另一手压住健侧髂前上棘,使患侧骶髂关节扭转,产生疼痛则为该试验阳性,提示骶髂关节有病变(图 2-17)。

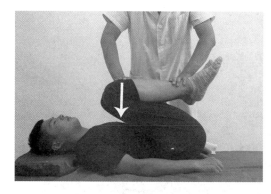
图 2-16 双膝双髋屈曲试验

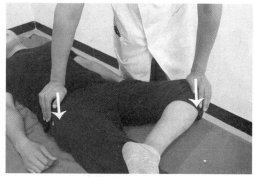
图 2-17 "4"字试验

3.骨盆分离与挤压试验

患者仰卧,医者两手各压于一侧髂骨翼上,并用力向外按或向内挤压,有疼痛者为阳性,提示骶髂关节有病变(图2-18)。

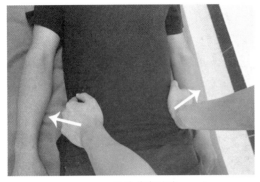 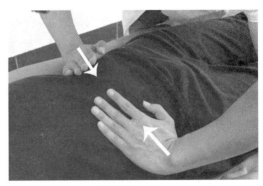

骨盆分离试验　　　　　　　　　　　　　　骨盆挤压试验

图2-18　骨盆分离与挤压试验

4.床边试验

患者仰卧,患侧臀部靠床边,健侧下肢屈膝屈髋以固定骨盆,医者将其患肢移至床外并使之尽量后伸,使骶髂关节牵张和转动,若此侧骶髂关节有疼痛,则提示有骶髂关节病变(图2-19)。

5.梨状肌紧张试验

患者俯卧,屈曲患肢,做内收内旋动作,若有坐骨神经放射痛,在迅速外展、外旋患肢时,疼痛立刻缓解即为阳性,提示为梨状肌综合征(图2-20)。

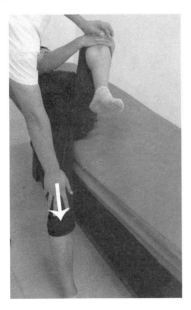 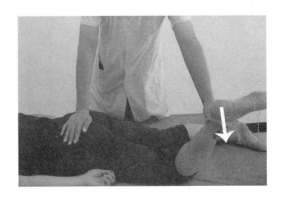

图2-19　床边试验　　　　　　图2-20　梨状肌紧张试验

6.斜扳试验

患者侧卧,下面的腿伸直,上面的腿屈髋屈膝各 90°,医者一手将肩部推向背侧,另一手扶臀部将骨盆推向腹侧,并内收内旋该侧髋关节,若发生骶髂关节疼痛即为阳性,提示该侧骶髂关节或下腰部有病变(图 2-21)。

7.内旋髋试验

患者仰卧,嘱其患肢伸直抬高,当有坐骨神经痛时,医者可屈曲患肢,做被动内旋髋关节的运动,并压向腹部,人为地使梨状肌紧张(亦称为梨状肌紧张试验),此时坐骨神经痛加剧则为阳性,见于梨状肌综合征(图 2-22)。

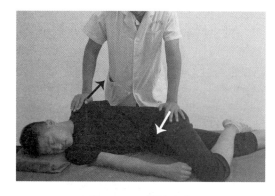

图 2-21 斜扳试验

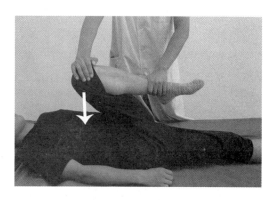

图 2-22 内旋髋试验

(四)下肢部

1.站立屈髋屈膝试验

可先让健侧下肢负重,患侧下肢屈曲抬起,由于负重侧的髋外展肌群收缩,使患侧骨盆向上倾斜高于负重侧。如臀中肌麻痹或髋关节脱位,当患侧下肢负重,健侧下肢屈曲抬起时,健侧骨盆非但不能向上倾斜,反而下降低于负重侧,则为该试验阳性(图 2-23)。

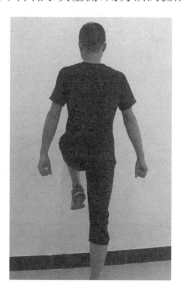

图 2-23 站立屈髋屈膝试验

2.髂前上棘与坐骨结节连线检查

患者侧卧,患侧在上,屈髋90°～120°,将髂前上棘与坐骨结节连成一线。在正常情况下,大转子的尖端应在此线以下,超过此线1cm以上限度时,说明大转子已向上移动,提示股骨颈骨折或髋关节脱位。

3.掌跟试验

患者仰卧,将两下肢伸直,足跟放在医者手掌面上。在正常情况下,下肢应呈中立位而足直竖在掌面上,如有股骨颈骨折、髋关节脱位,或截瘫患者的髋关节松弛时,则足向外倾倒呈外旋位(图2-24)。

4.髋关节过伸试验

患者仰卧,将两下肢伸直,医者一手压住患者骶后部以固定骨盆,另一手提起患侧小腿,使患侧髋关节过伸,当髋关节或骶髂关节有病变时,则不能后伸,若用力后伸则骨盆也随之抬起,臀部出现疼痛。髋关节早期结核时,此征比行髋关节屈曲试验引发的体征出现得要早(图2-25)。

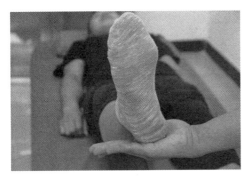

图2-24 掌跟试验

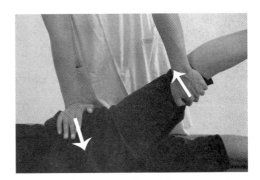

图2-25 髋关节过伸试验

5.屈髋挛缩试验

患者仰卧,将两下肢伸直,若腰椎有代偿性前凸,则医者应以一手掌插入患者腰椎下,另一手屈曲健侧下肢的髋、膝关节,使腰椎与放于腰部的手掌面接触,以矫正腰椎的代偿性前凸,如有髋关节结核、增生性关节炎和骨性强直等时,则患侧髋关节呈屈曲位,患腿离开床面(图2-26)。

6.足跟叩击试验

患者仰卧,将两下肢伸直,医者一手将患肢抬起,另一手以拳击其足跟,如髋关节处发生疼痛,说明该处有骨折、脱位等病变(图2-27)。

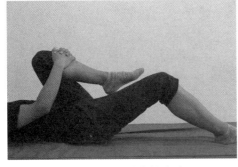

图2-26 屈髋挛缩试验

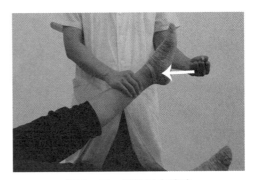

图2-27 足跟叩击试验

7.屈膝屈髋分腿试验

患者两下肢屈曲外旋,两足底对贴,将两下肢外展外旋,如有股内收肌综合征,则大腿不易完全分开,若被动分开即产生疼痛(图2-28)。

8.浮髌试验

患者平卧,膝部伸直,医者一手将髌骨上方髌上囊内液体向下挤入关节腔,另一手示指下压髌骨,一压一放,反复数次,如有波动感即提示膝关节腔内有积液存在(图2-29)。

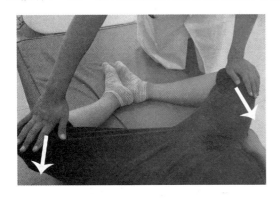

图 2-28 屈膝屈髋分腿试验

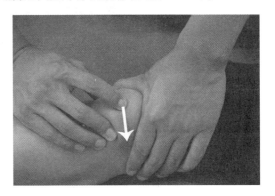

图 2-29 浮髌试验

9.侧向挤压试验

患者仰卧,将两下肢伸直,股四头肌放松。医者一手握踝部,另一手放于膝内侧或外侧将其作为支点,使小腿内翻或外翻。正常时膝部无活动亦无疼痛。如韧带完全撕裂,则施力时关节出现"开口"活动;如仅有韧带损伤则只引起疼痛(图2-30)。

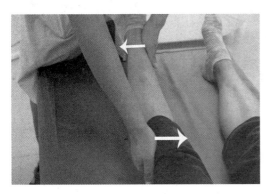

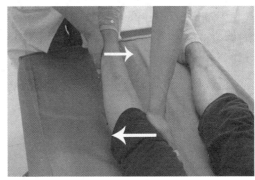

图 2-30 侧向挤压试验

10.抽屉试验

患者仰卧,屈膝至90°,两足和股四头肌放松。医者双手握小腿上端将其向前和向后反复推拉。正常时无活动,如有向前滑动,提示有前交叉韧带损伤;如有向后活动,则提示有后交叉韧带损伤(图2-31)。

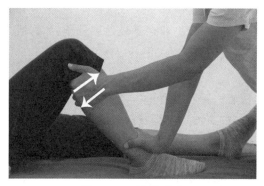

图 2-31 抽屉试验

11.研磨试验

此试验为鉴别侧副韧带损伤与半月板破裂的方法。患者俯卧,下肢伸直,患膝屈曲90°,医者将患者大腿固定,用双手握住患足下压,使膝关节面靠近受挤压,然后旋转小腿,如有疼痛,则为半月板损伤;若将小腿提起,使膝关节间隙增宽,再旋转小腿,如有疼痛,则为侧副韧带损伤(图 2-32)。

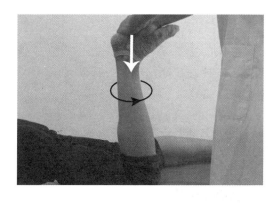 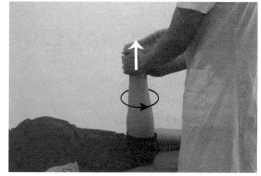

图 2-32 研磨试验

12.膝关节旋转试验

患者仰卧,医者一手握住患者膝部,另一手握住其踝部,使膝关节被动屈伸,将小腿内收旋外或外展内旋,然后慢慢伸直膝关节。若膝关节内侧出现疼痛或有响声,则为内侧半月板损伤;若膝关节外侧出现疼痛或有响声,则为外侧半月板损伤(图 2-33)。

二、实训内容

两人一组,按照操作方法,反复练习各种成人推拿技术诊法。

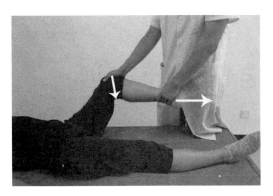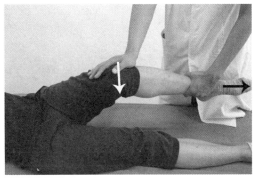

图 2-33 膝关节旋转试验

模块三 成人推拿治疗实训

项目一 脊柱骨盆疾病实训

任务一 颈椎病

【实训手法】
滚法、按揉法、揉法、弹拨法、擦法、拿法、拍法、推法、拔伸法、摇法等。

【实训内容】
患者取坐位。
(1)用滚法、按揉法、拿揉法在患者颈项部、肩背部进行放松5~10分钟。
(2)重点用拿法、按揉法在肌肉痉挛处进行操作3~5分钟(图3-1)。

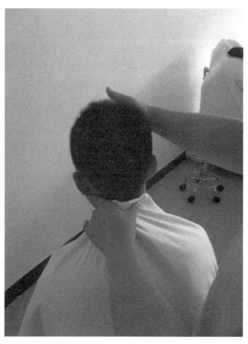

图3-1 拿揉肌肉痉挛处

(3)点按风池、风府、肩井、肩中俞、肩外俞、天宗、秉风、阿是穴等,以得气为度;弹拨紧张的软组织和阳性反应物,以得气为度。约5分钟。

(4)颈部拔伸,可配合患者颈项部的前屈、后伸、左右侧偏、旋转等缓慢的被动活动。

(5)用轻快的揉法、擦法在患者颈项、肩背部放松;掌推颈肩部;用拍法、拳背击法或叩法放松颈肩部。约5分钟。

(6)用小鱼际擦后项,以透热为度。拿肩井结束。

任务二 颈椎间盘突出症

【实训手法】

滚法、按揉法、揉法、弹拨法、擦法、拿法、拍法、推法、扳法、拔伸法、摇法等。

【实训内容】

患者取坐位。

(1)用滚法、按揉法、拿揉法在患者颈项部、肩背部进行放松5~10分钟。

(2)重点用拿法、按揉法在肌肉痉挛处进行操作3~5分钟(图3-2)。

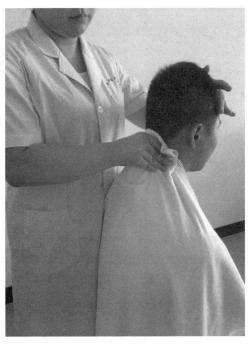

图3-2 拿揉肌肉痉挛处

(3)点按风池、风府、肩井、天宗、缺盆、颈夹脊等穴,重点点按压痛点,以得气为度;弹拨紧张的软组织和阳性反应物,以得气为度。操作约5分钟。

(4)颈部拔伸,可配合患者颈项部的前屈、后伸、左右侧偏、旋转等缓慢的被动活动;颈椎扳法。

(5)用轻快的揉法、擦法在患者颈项、肩背部放松;掌推颈肩部;用拍法、拳背击法或叩法放松颈肩部。操作约 5 分钟。

（6）拿肩井结束。

任务三　胸椎后关节紊乱症

【实训手法】

滚法、按法、揉法、弹拨法、推法、扳法等。

【实训内容】

患者取俯卧位。

（1）于患者肩背部自上而下用滚法、按揉法等手法进行操作 5~10 分钟。

（2）点按脊柱两侧的阿是穴、背俞穴和夹脊穴；弹拨压痛点、条索等阳性反应物 3~5 分钟。

（3）整复：可采用双手重叠按压胸椎、拉肩按压胸椎扳法、扩胸牵引扳法、对抗复位扳法等整复方法。

上段胸椎的整复：患者取俯卧位，胸前垫一薄枕，头伸出床头，两上肢外展，医者站于患者头侧，双手重叠置于其后突的棘突上，让患者深呼吸，医者两手随呼气逐渐用力下压，于呼气末做一个小幅度的闪压，可闻及弹响声（图 3-3）。

中、下段胸椎的整复：患者取俯卧位，胸前垫一薄枕，医者站于其一侧，双手重叠置于患者后突的棘突上，让患者深呼吸，医者两手随呼气逐渐用力下压，于呼气末做一个小幅度的闪压，可闻及弹响声（图 3-3）。

（4）手法整复后，在患者肩背部用滚法、按揉法、直推法进行放松操作，理顺筋脉。

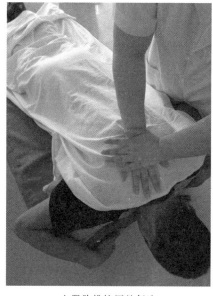
上段胸椎按压整复法

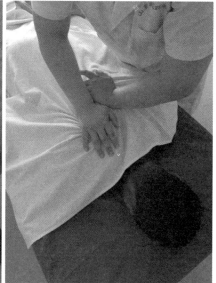
中、下段胸椎按压整复法

图 3-3　整复

任务四　第三腰椎横突综合征

【实训手法】
滚法、按法、揉法、按揉法、弹拨法、推法、摇法、扳法、擦法等。

【实训内容】
患者取俯卧位。
(1)用揉法、滚法在患者脊柱两侧肌肉、臀部及下肢后侧操作5~10分钟。
(2)点按肾俞、大肠俞、环跳、委中等穴;叠指弹拨第三腰椎横突尖、压痛点、条索等阳性反应物,注意力度要由轻到重,操作3~5分钟(图3-4)。
(3)做腰部的后伸摇法、扳法、斜扳法。
(4)手法整复后,在患者两侧腰背肌用滚法、按揉法、直推法进行放松操作,理顺筋脉,横擦腰部,斜擦八髎,以透热为度。

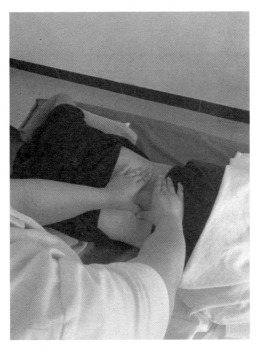

图3-4　弹拨第三腰椎

任务五　腰椎间盘突出症

【实训手法】
滚法、按法、揉法、按揉法、弹拨法、推法、扳法、拿法、点法、拔伸法、擦法等。

【实训内容】

（1）患者取俯卧位，医者用滚、按、揉、拿等手法在患者脊柱两侧膀胱经及臀部和下肢后外侧施术3~5分钟，以腰部为重点，然后用双手掌重叠用力，沿脊柱由上至下按压腰骶部，反复2~3次，以缓解腰背肌肉痉挛，促进炎症的吸收。

（2）用拇指指端或肘尖点压腰阳关、肾俞、居髎、环跳、承扶、委中及阿是穴；同时在拔伸牵引的基础上，用肘尖点按患处，促使突出的髓核回纳。

（3）患者取侧卧位，医者对其行腰部斜扳法左右各一次，以调整后关节紊乱、松解粘连、改变突出物与神经根的位置（图3-5）。

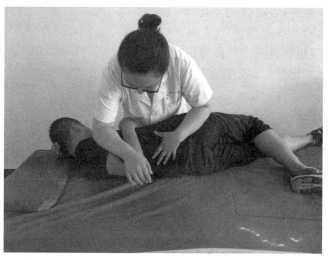

图3-5 腰部斜扳法

（4）患者取仰卧位，医者对其行直腿抬高试验牵拉坐骨神经和腘神经，有松解粘连的作用。

（5）医者沿患者损伤神经根及其分布区域施以滚、按、点、揉、拿等手法，促使气血循行加强，从而使萎缩的肌肉和受损神经逐渐恢复正常功能。

任务六　退行性脊柱炎

【实训手法】

滚法、按法、揉法、按揉法、拿法、点法、扳法、摇法、擦法、拍法等。

【实训内容】

患者取俯卧位。

（1）用滚、按、揉、拿等手法在患者脊柱两侧竖脊肌及臀部施术3~5分钟，以腰部为重点。

（2）用拇指指端或肘尖点压腰阳关、肾俞、居髎、环跳、秩边、委中及阿是穴。

（3）在患者腰部做仰卧位摇法1分钟；患者改侧卧位，对其施以腰部斜扳法左右各一次，以调整后关节紊乱、松解粘连。

（4）施以滚法、揉法、推法、拍法等手法于患者腰臀部，以放松、理顺肌肉。

（5）纵擦督脉、膀胱经，横擦腰骶部，以透热为度（图3-6）。

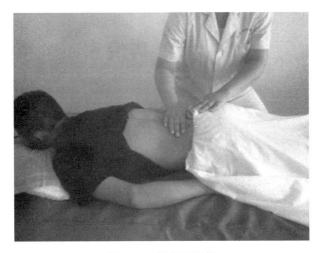

图 3-6 横擦腰骶部

任务七　退行性腰椎滑脱症

【实训手法】

滚法、按法、揉法、按揉法、弹拨法、推法、扳法、擦法、拍法、点法、拔伸法、卷腰法等。

【实训内容】

患者取俯卧位。

(1)用滚、按揉等手法在患者脊柱两侧竖脊肌及臀部施术3～5分钟,以腰部为重点。

(2)用拇指指端或肘尖点压肾俞、大肠俞、三焦俞、腰眼、志室、环跳、委中、承山及阿是穴,弹拨阳性反应物。

(3)在患者腰部做牵引、斜扳法、卷腰法(图3-7)。

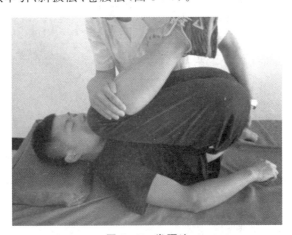

图 3-7 卷腰法

(4)在患者腰臀部做滚法、揉法、推法、拍法等以放松、理顺肌肉。

(5)纵擦督脉、膀胱经,横擦腰骶部,以透热为度。

项目二　骨伤科疾病实训

任务一　落　枕

【实训手法】

一指禅推法、𰀁法、按揉法、揉法、弹拨法、擦法、拿法、点按法、拍法、扳法、拔伸法、摇法、推法、击法、叩法等。

【实训内容】

患者取坐位。

(1)施以一指禅推法、𰀁法、按揉法、拿法于患者患侧颈项部、肩背部5~10分钟,患者可同时配合行颈项部自主、轻缓的前屈、后伸、侧屈等运动。

(2)重点用拿法、按揉法在患者肌肉痉挛处操作3~5分钟。

(3)点按风池、天宗、肩中俞、肩井、秉风,以及颈部夹脊、阿是穴,以得气为度;弹拨紧张的软组织和阳性反应物,以得气为度。操作约5分钟。点按天宗、肩井等穴时也可以配合患者颈项部各个方向的轻缓的自主活动。

(4)颈部拔伸,可配合患者颈项部的前屈、后伸、左右侧偏、旋转等缓慢的被动活动;颈部斜扳(图3-8)。

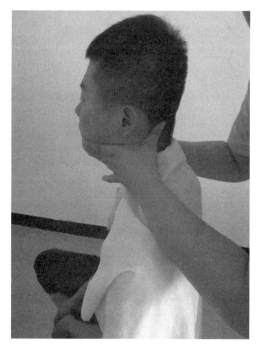

图3-8　颈部拔伸

(5)用轻快的揉法、擦法在患者颈项、肩背部放松;掌推颈肩部;拍打、拳背击或轻叩颈肩部。操作约5分钟。

(6)用小鱼际擦后项,以透热为度。拿肩井结束。

任务二　急性腰肌损伤

【实训手法】

滚法、按法、揉法、按揉法、弹拨法、推法、扳法、擦法、拿法、点法等。

【实训内容】

患者取俯卧位。

(1)用滚法、按揉法在患者腰椎两旁骶棘肌施术3～5次,然后用拿法拿揉腰背肌肉,重点拿揉腰骶部的骶棘肌和压痛点2～4分钟,以缓解肌肉痉挛(图3-9)。

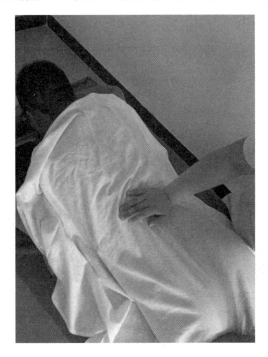

图3-9　按揉腰肌

(2)用双手拇指点按肾俞、大肠俞、关元俞、气海俞等穴各30秒。然后在痛点或肌肉痉挛处施弹拨手法,每处3～5次,以解痉止痛、松解粘连。

(3)先行腰椎后伸扳法数次,然后行腰椎斜扳法,常可听到患者腰部有"咯嗒"声响,此法可调整后关节紊乱,使错位的关节复位、嵌顿的滑膜回纳。

(4)上法结束后,再以推、揉法自上而下施术3～5次,最后直擦腰部两侧膀胱经、横擦腰骶部,以透热为度。

任务三　慢性腰肌劳损

【实训手法】

滚法、按法、揉法、按揉法、弹拨法、推法、扳法、擦法、点法、摇法、叩法等。

【实训内容】

(1)患者取俯卧位,医者用滚法、揉法沿患者两侧膀胱经由上而下往返施术3～5次,用力由轻到重,重点在压痛点周围操作。

(2)患者取俯卧位,医者用双手拇指点、按揉肾俞、腰阳关、大肠俞、八髎等穴,以酸胀为度,并配合腰部后伸被动运动数次。用肘尖或指尖点按,或者行弹拨手法于痛点及肌肉痉挛处,反复施术3～5次。

(3)患者取侧卧位,医者用腰部斜扳法调整患者腰椎后关节紊乱,然后施以仰卧位摇腰法,沿顺、逆时针各行8～10次,以调整腰骶关节(图3－10)。

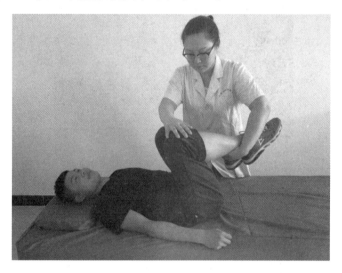

图3-10　仰卧位摇腰法

(4)患者取俯卧位,医者用滚法、揉法在患者腰、臀部及大腿后外侧依次施术,往返3～5次,并点按秩边、委中、承山等穴。用掌擦法直擦患者两侧膀胱经、横擦腰骶部,或者用小鱼际擦法横擦命门至肾俞,以透热为度,最后用叩法叩打腰背及下肢膀胱经部位。

任务四　髂腰韧带损伤

【实训手法】

滚法、按法、揉法、按揉法、弹拨法、点法、扳法、摇法、擦法等。

【实训内容】

患者取俯卧位。

(1)在患者腰骶部用滚法做柔和而缓慢的操作3～5分钟,然后施以掌根按揉法3～5分钟,用力由轻到重,逐渐深透,以达舒筋通络之效。

(2)以拇指点按压痛点2～3分钟,点压腰阳关、肾俞、大肠俞、气海俞、关元俞各约1分钟,以深透为度;然后在压痛点与髂腰韧带的垂直方向做弹拨法治疗2～3分钟,以达解痉止痛之效。

(3)一手按于患者腰骶部,另一手托扶患者患侧大腿下1/3处,做腰骶部后伸扳动3～5次,并配合外展外旋运动数次;后施以腰部斜扳法,以达理筋整复之效。然后医者一手握患侧下肢踝部,另一手扶按膝部,做缓慢的摇髋运动,以外展外旋为主,并配合拔伸牵抖,以达舒筋活血之功效(图3-11)。

(4)用滚法、揉法沿患者两侧膀胱经由上而下往返施术3～5次,沿髂腰韧带纤维方向与竖脊肌纤维方向做斜擦和直擦,以局部透热为度。

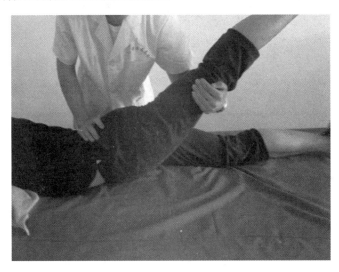

图3-11 腰骶部后伸扳法

任务五 梨状肌综合征

【实训手法】

滚法、按法、揉法、按揉法、弹拨法、摇法、擦法等。

【实训内容】

患者取俯卧位。

(1)患者放松患侧臀部及下肢,医者立于其患侧。在臀部先施以掌根按揉法,施术时需柔和,刺激量不要太大,目的是使臀部肌肉放松,以利于改善局部的血液供应和回流。然后在大腿、小腿后部同样施以掌根按揉法,上下往返3～5分钟。

(2)用拇指或肘尖按揉患者八髎、环跳、承扶、委中、阳陵泉、承山、昆仑诸穴。再在梨状肌体表投影区施以按压法和弹拨法(手法刺激量一定要由轻到重,弹拨方向要与梨状肌垂直),此法可缓解梨状肌痉挛,祛瘀通络,是治疗的重点。可将掌根按揉同梨状肌按压、弹拨三法结合

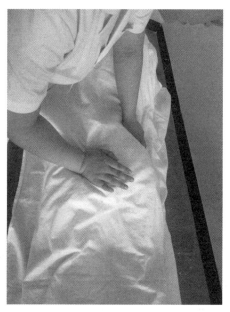

图 3-12 按压梨状肌

起来交替应用,操作 5~8 分钟(图 3-12)。

(3)摇髋关节,通过内、外旋转髋关节的被动运动来提高手法的治疗效果。

(4)在患者臀部梨状肌体表投影区,顺其走向施以擦法,以透热为度。对于疼痛症状较重的患者,可局部加以热敷治疗。

任务六 肩周炎

【实训手法】

滚法、捏法、揉法、拿法、弹拨法、搓法、抖法、扳法、摇法、擦法等。

【实训内容】

患者取坐位。

(1)以拇指指腹与其余四指指腹相对用力循经捏患侧上肢,肩部手三阴经、手三阳经,反复操作 3~5 次;然后用拇指指腹与其余四指指腹相对用力拿揉患侧上肢,肩后部手三阴经、手三阳经各腧穴(肩井、肩髃、肩贞、肩前、天宗、臂臑、曲池、手三里、合谷等),以肩部周围腧穴产生酸麻胀感为度,每穴拿揉 1~2 分钟(图 3-13)。

(2)用拇指指端弹拨患肩肩前、肩髃、肩贞、秉风、肩井、天宗、臂臑、曲池、阿是穴,以产生酸麻胀感为度,每穴施术 0.5~1 分钟。

(3)做托肘摇肩法。医者一手扶按患肩部,另一手托患肢肘中,拇指指端掐按曲池穴,以肩关节为轴心做正、反方向环转摇动,幅度由小到大,时间为 2~3 分钟;然后再做肩关节内收、外展、后伸及内旋的扳动。

(4)医者站立于患肢外侧,双手掌对合搓揉患侧肩部,并沿上臂搓揉至腕部,上下搓揉 3~

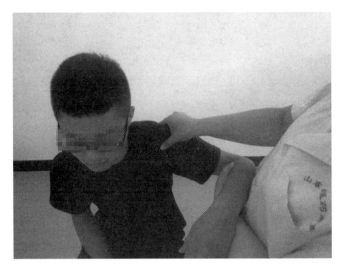

图 3-13 拿揉上肢

5次;然后双手握住患肢手指,向上向外牵拉,待肩关节放松,减缓牵拉力,瞬间用力,行1~3次抖动。

(5)用大鱼际或小鱼际在患侧肩部、上臂部施以擦法,以透热为度。

任务七　肩峰下滑囊炎

【实训手法】

滚法、揉法、拿法、点按法、弹拨法、搓法、抖法、摇法、擦法等。

【实训内容】

患者取坐位。

(1)用滚法在患者肩部周围反复施术2~3分钟,重点在肩外侧(图3-14);然后用拇指指腹与其余四指指腹相对用力揉、拿患侧上肢,肩部手三阴经、手三阳经3~5分钟,手法由轻到重。

(2)用拇指指端按揉、弹拨患肩肩前、肩髃、肩贞、秉风、肩井、天宗、臂臑、曲池、手三里、合谷、阿是穴等,以肩部周围腧穴产生酸麻胀感为度,每穴施术0.5~1分钟。

(3)慢性期患者粘连较重,肩部活动受限者可加强肩部的被动活动。做托肘摇肩法,以肩关节为轴心做正、反方向环转摇动,幅度由小到大,时间为2~3分钟。

(4)医者站立于患肢外侧,双手掌对合搓揉患侧肩部,然后搓抖上肢3~5次。

(5)用大鱼际或小鱼际在患侧肩部、上臂部施以擦法,以透热为度。

任务八　肱骨外上髁炎

【实训手法】

一指禅推法、揉法、拿法、点按法、弹拨法、摇法、搓法、擦法、抖法等。

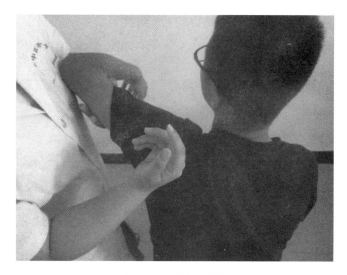

图 3-14 擦肩部周围

【实训内容】

患者取坐位。

(1) 医者托住患肢,用一指禅推法、揉法在患处周围施术 3~5 分钟,拿揉肱桡肌,反复操作 5~8 次,用力由轻到重。

(2) 医者用拇指指端按揉、点按患者曲池、手三里、肘髎、合谷等穴,以出现酸麻胀感为度,每穴施术 0.5~1 分钟(图 3-15)。弹拨肱骨外上髁周围压痛点 3~5 次,用力由轻到重。

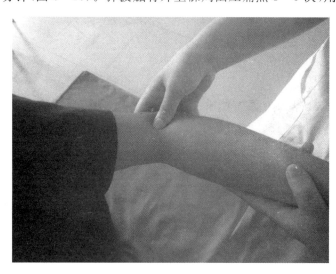

图 3-15 点按曲池

(3) 医者一手拇指按压患者肱桡关节处,另一手握住腕关节令其掌屈,做肘关节的屈伸交替动作 3~5 次。

(4) 医者站立于患肢外侧,双手掌对合搓揉患侧肩部,然后搓抖上肢 3~5 次。

(5) 医者从上至下拿揉患者上肢,搓上肢 3~5 次。用大鱼际擦法擦其肘外侧及前臂,以透热为度,注意擦的路线要长。

任务九　腕管综合征

【实训手法】

一指禅推法、揉法、点按法、弹拨法、摇法、擦法、搓法、拔伸法等。

【实训内容】

患者取坐位。

(1)患者掌心朝上置于桌上,医者用一指禅推法和揉法沿患者前臂手厥阴心包经反复操作5~8次,用力由轻到重,重点操作大鱼际和腕管部。

(2)医者用拇指指端按揉、点按患者曲泽、内关、大陵、合谷等穴,以产生酸麻胀感为度,每穴施术0.5~1分钟。弹拨大鱼际周围压痛点3~5次,用力由轻到重(图3-16)。

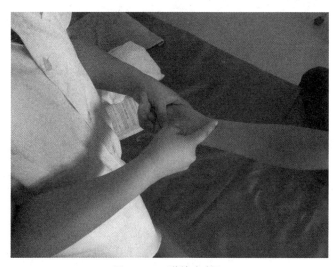

图3-16　弹拨大鱼际

(3)患者手背朝上,医者拔伸其腕关节的同时摇腕关节,幅度由小到大;然后使腕关节背伸、屈曲并左右旋转,操作时动作要缓慢,被动活动到最大限度,共操作3~5次。大拇指掌指关节亦可做拔伸、摇法及各个方向的被动活动。

(4)医者搓揉患侧腕部3~5次。

(5)医者用大鱼际擦法从患者掌侧部擦至前臂,以透热为度,注意擦的路线要长。

注意:腕管综合征治疗时操作手法要相对轻柔。

任务十　损伤性髋关节炎

【实训手法】

搓法、按法、点按法、揉法、推法、摇法、擦法等。

【实训内容】

（1）患者取俯卧位，医者用擦法在患者臀部施术，操作的重点部位在髋关节，可同时配合髋关节的后伸、外展的被动活动，幅度由小到大。

（2）患者取俯卧位，医者用掌根揉法在患者髋部操作3～5分钟，用力由轻到重。

（3）患者取俯卧位，医者用拇指或肘尖点按患者环跳、风市、居髎、秩边、阿是穴等，每穴施术0.5～1分钟。

（4）患者取仰卧位，医者用掌揉法沿患者腹股沟至膝盖路线反复施术4～5次。

（5）患者取仰卧位，医者对患者行髋关节屈膝屈髋摇法，同时可配合髋关节外展、内旋和外旋的被动运动，幅度由小到大，可操作3～5次（图3-17）。

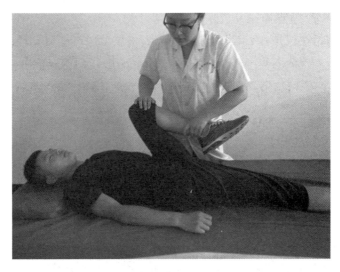

图3-17 屈膝屈髋摇髋法

（6）患者取侧卧位，患侧在上，医者沿其臀部至下肢方向做掌推法，最后在髋关节部位做掌擦法，以透热为度。

任务十一　退行性膝关节炎

【实训手法】

擦法、揉法、点按法、按揉法、拿法、弹拨法、摇法、擦法、推法、搓法等。

【实训内容】

（1）患者取仰卧位，患膝伸直，医者用擦法、揉法沿其患肢大腿下部至小腿的外侧、前侧、内侧进行往返操作2～3分钟，以股四头肌和膝髌周围为操作重点。

（2）患者取仰卧位，医者以拇指指腹与四指指腹相对着力，拿揉患者膝关节周围足三阴经、足少阳胆经、足阳明胃经各腧穴，以产生酸麻胀感为度，每穴施术1～2分钟；再用拇指指腹按揉鹤顶、梁丘、血海、阳陵泉、阴陵泉、膝阳关、曲泉、阴谷、足三里、犊鼻、内膝眼、阿是穴，以产生酸麻胀感为度，每穴施术1～2分钟。

(3)患者取仰卧位,医者站于患者患膝外侧,用双手拇指指腹将其髌骨向内推挤,同时垂直按压髌骨边缘压痛点,用力由轻渐重,反复操作5~10次;用拇指弹拨患侧股四头肌腱、膝髌韧带、内外侧副韧带2~3分钟。再用一手掌根部按揉髌骨下缘,时间约为5分钟。

(4)患者取仰卧位。医者对患者行膝关节摇法,同时配合膝关节屈伸、内旋、外旋的被动活动,操作5~8次。

(5)医者在患者膝关节周围施以大鱼际擦法及抱搓膝关节,以膝关节内有温热感为度(图3-18)。

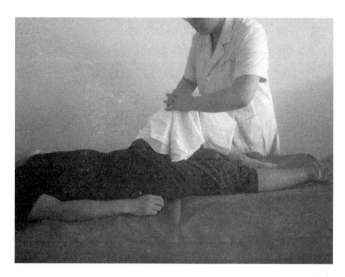

图3-18 抱搓膝关节

(6)患者取俯卧位,医者用擦法在患者患肢大腿后侧、腘窝、小腿后侧,往返操作3~5次。

(7)点按患者殷门、委中、承山等穴各0.5~1分钟;弹拨患者腘窝部的股二头肌、半腱肌、半膜肌的肌腱2~3分钟。

(8)患者取俯卧位,医者对其做膝关节摇法;医者对患者大腿后肌群和腓肠肌施以拿法、推法,掌擦下肢后侧,以透热为度。

任务十二　膝关节创伤性滑膜炎

【实训手法】

滚法、揉法、点按法、按揉法、拿法、弹拨法、摇法、擦法、推法、搓法等。

【实训内容】

(1)患者取仰卧位,患膝伸直,医者用滚法、揉法沿患肢大腿下部至小腿的外侧、前侧、内侧进行往返操作2~3分钟,以股四头肌和膝髌周围为操作重点,手法要柔和。

(2)患者取仰卧位,医者用拇指指腹按揉伏兔、梁丘、血海、阳陵泉、阴陵泉、膝阳关、足三里、三阴交、犊鼻、内膝眼、阿是穴等,以产生酸麻胀感为度,每穴施术0.5~1分钟。

(3)患者取仰卧位,医者对患者行膝关节摇法,同时配合膝关节屈伸、内旋、外旋的被动活动,操作5~8次。

(4)在患者膝关节周围施以大鱼际擦法及抱搓膝关节,以膝关节内有温热感为度。

(5)患者取俯卧位,髌骨部垫一软垫,用擦法沿患肢大腿后侧、腘窝、小腿后侧,往返操作3~5次。

(6)点按患者殷门、委中、承山等穴各0.5~1分钟;弹拨患者腘窝部的股二头肌、半腱肌、半膜肌的肌腱2~3分钟。

(7)患者取俯卧位,医者对其行膝关节摇法(图3-19);医者在患者大腿后肌群和腓肠肌处行拿法、推法操作,掌擦下肢后侧,以透热为度。

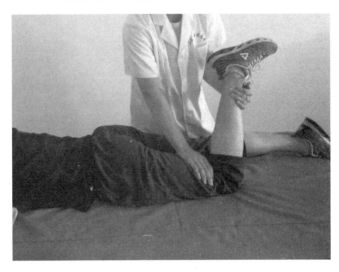

图 3-19 膝关节摇法

任务十三 踝关节扭伤

【实训手法】

一指禅推法、揉法、点按法、按揉法、弹拨法、摇法、拔伸法、扳法、擦法、摩法等。

【实训内容】

患者取仰卧位。

(1)医者一手固定患足远端,使踝关节保持中立位,另一手掌在小腿下段和足背痛处做摩法,力度由轻至重。

(2)医者在患足痛点处做一指禅推法或拇指揉法,以使肿块消失、疼痛减轻(图3-20)。

(3)医者用一手拇指点压患侧风市、足三里、太溪、昆仑、丘墟、绝骨、解溪、申脉等穴,每穴点压约30秒,以通经络之气。恢复期,可用弹拨法弹拨压痛点,手法要轻柔,力度由轻到重。

(4)患者坐于床上,伸直患肢,医者一手握住患肢小腿远端,另一手握住足前部,两手配合用力,拔伸并摇踝关节,做踝关节的跖屈、背伸、内翻、外翻等被动活动,操作要轻缓。

(5)反复在患者足部行揉法或者一指禅推法、点按穴位、踝关节的被动活动等操作。

(6)沿着患足脚背、脚踝、小腿下段做大鱼际擦法,路线可以擦长一些,以透热为度。

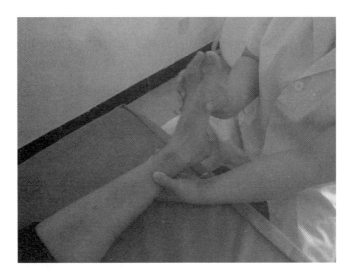

图 3-20 按揉痛点

项目三　内、妇、五官科疾病实训

任务一　头　痛

【实训手法】

一指禅偏峰推法、拨法、揉法、击法、按法、抹法、拿法、扫散法等。

【实训内容】

1. 头面部

患者取坐位。

(1) 沿印堂至神庭施以抹法30~60次,沿印堂至太阳施以抹法30~60次。

(2) 以一指禅偏峰推法,沿眼眶周围做"∞"形推法,反复5~7次。

(3) 按揉印堂、神庭、头维、太阳、百会、鱼腰、阿是穴,每穴30秒,按揉头痛区域3~5分钟。

(4) 以较重的五指拿法从前发际向后沿督脉、双膀胱经、双胆经至风池反复操作5~7次。

(5) 扫散头侧胆经循行部位10~20次(图3-21)。

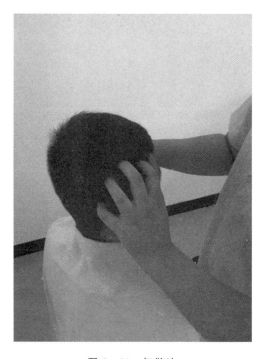

图3-21　扫散法

(6) 以指端击前额至头顶1~2分钟。

2.颈项部

患者取坐位。

(1)医者用一指禅推法或拨法沿颈部两侧膀胱经上下往返操作5~7次,以带动皮下组织为度。

(2)沿风池至大椎两侧施以拿法5~7次。

(3)按揉风池、风府、天柱、大椎、肩井等穴,每穴30秒。

(4)拿风池、肩井3分钟,以患者感到酸胀为度。

任务二 眩 晕

【实训手法】

一指禅偏峰推法、滚法、拨法、揉法、推法、擦法、叩法、击法、拍法、按法、抹法、拿法、扫散法等。

【实训内容】

1.头面部

患者取坐位或仰卧位。

(1)沿患者印堂至神庭施以抹法30~60次,沿印堂至太阳施以抹法30~60次;抹前额中线5~7次。

(2)以一指禅偏峰推法,沿眼眶周围做"∞"形推法,反复5~7次。

(3)按揉印堂、鱼腰、睛明、攒竹、四白、神庭、太阳、百会、率谷、角孙、四神聪等穴,每穴30秒(图3-22)。

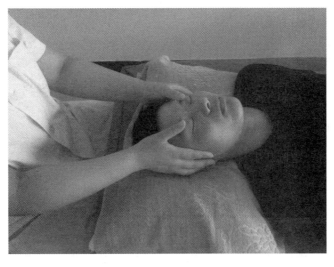

图3-22 按揉鱼腰

(4)以较重的五指拿法从前发际向后沿督脉、双膀胱经、双胆经至风池反复操作5~7次。

(5)扫散头侧胆经循行部位10~20次。

(6)以指端击前额至头顶 1~2 分钟。

2.颈项肩部

患者取坐位。

(1)用一指禅推法或拨法沿患者颈部两侧膀胱经上下往返操作 5~7 次,以带动皮下组织为度。

(2)沿风池至大椎两侧施以拿法 5~7 次。

(3)在颈、肩、上背部施以擦法 3~5 分钟。

(4)按揉风池、风府、天柱、大椎、肩井等穴,每穴 30 秒。

(5)拿风池、肩井 3 分钟,以患者感到酸胀为度。

3.腰背部

患者取俯卧位。

(1)用滚法在患者腰脊两侧膀胱经反复操作 5~7 次,掌根按揉腰背部 3 分钟。

(2)用拇指按揉肺俞、心俞、肝俞、脾俞、肾俞等穴,每穴 30 秒。

(3)用叩法或拍法拍打膀胱经 2 分钟。

(4)自上向下推背部 5~7 次;掌擦膀胱经,以透热为度。

任务三　失　眠

【实训手法】

一指禅偏峰推法、滚法、拨法、揉法、振法、推法、擦法、扫散法、叩法、击法、拍法、按法、抹法、拿法、摩法等。

【实训内容】

1.头面部

患者取坐位或仰卧位。

(1)沿印堂至神庭施以抹法 30~60 次,沿印堂至太阳施以抹法 30~60 次;抹前额中线 5~7 次。

(2)以一指禅偏峰推法,沿眼眶周围做"∞"形推法,反复 5~7 次。

(3)按揉印堂、睛明、攒竹、鱼腰、太阳、神庭、百会、四神聪等穴,每穴 30 秒;掌振百会 1 分钟。

(4)以较重的五指拿法从前发际向后沿督脉、双膀胱经、双胆经至风池反复操作 5~7 次。

(5)扫散头侧胆经循行部位 10~20 次。

(6)以指端击前额至头顶 1~2 分钟。

2.颈项肩部

患者取坐位。

(1)用一指禅推法或拨法沿颈部两侧膀胱经做上下往返操作 5~7 次,以带动皮下组织为度。

(2)沿风池至大椎两侧施以拿法 5~7 次。

(3)在颈、肩、上背部施以㨰法3~5分钟。
(4)按揉风池、风府、天柱、大椎、肩井等穴,每穴30秒。
(5)拿风池、肩井3分钟,以患者感到酸胀为度(图3-23)。

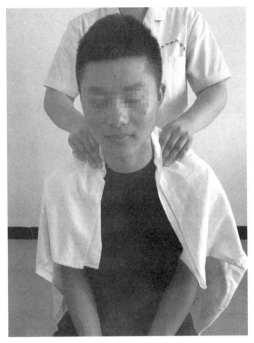

图3-23 拿肩井

3. **腰背部**

患者取俯卧位。
(1)用㨰法在患者腰、背部反复操作5~7次;掌根按揉腰背部3分钟。
(2)拇指按揉心俞、肝俞、脾俞、胃俞、肾俞、命门等穴,每穴30秒。
(3)用叩法或拍法拍打膀胱经2分钟。
(4)自上向下推背部5~7次;掌擦督脉、膀胱经,以透热为度。

4. **腹部**

患者取仰卧位。
(1)摩腹5~10分钟,以一指禅推法推中脘、气海、关元,以腹部有温热感为度。
(2)分推腹阴阳5~7次。
(3)掌振腹部1~3分钟。

任务四 胃 痛

【实训手法】

一指禅推法、摩法、按法、揉法、擦法、推法、㨰法等。

【实训内容】

1. 胃脘部

患者取仰卧位。

(1) 施以一指禅推法推上脘、中脘、天枢、气海、关元等穴,每穴 2 分钟,以产生温热感为度。

(2) 用鱼际揉中脘、天枢、气海约 5 分钟。

(3) 分推腹阴阳 5～7 次。

(4) 摩腹 5 分钟(图 3-24)。

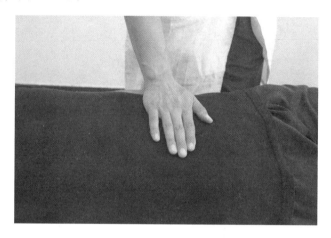

图 3-24 摩腹

2. 腰背部

患者取俯卧位。

(1) 在患者腰、背部施以㨰法,反复操作 5～7 次;掌根按揉腰背部 3 分钟。

(2) 用拇指以较重的手法按揉肝俞、脾俞、胃俞、三焦俞,每穴 1 分钟。

(3) 掌擦督脉、膀胱经,以透热为度。

任务五　便　秘

【实训手法】

一指禅推法、摩法、揉法、㨰法等。

【实训内容】

1. 腹部

患者取仰卧位。

(1) 施以一指禅推法推中脘、天枢、大横、气海、关元等穴,每穴 2 分钟,以产生温热感为度。

(2) 摩腹 5～10 分钟。

2. 腰背部

患者取俯卧位。

(1) 在患者腰背部施以擦法,反复操作5～7次;掌根按揉腰背部3分钟。
(2) 拇指按揉肝俞、脾俞、胃俞、肾俞、大肠俞、八髎、长强等穴,每穴1分钟(图3-25)。

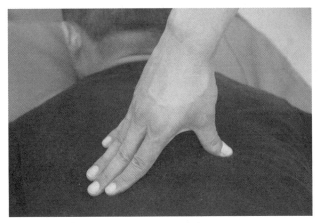

图3-25 按揉背俞穴

任务六 面 瘫

【实训手法】

一指禅推法、按法、揉法、抹法、擦法、拿法等。

【实训内容】

患者取仰卧位。

(1) 施以一指禅推法自印堂开始,经阳白、太阳、四白、睛明、迎香、地仓、颧髎、下关至颊车,每穴施术1分钟,往返5～7次。
(2) 双手拇指施以抹法自印堂至神庭操作20～30次(图3-26)。

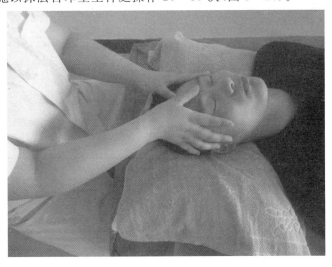

图3-26 双手拇指抹法

(3)双手拇指施以抹法自印堂经鱼腰至太阳操作 20～30 次。

(4)双手拇指施以抹法自睛明沿鼻柱至迎香,再沿颧骨至听宫操作 20～30 次。

(5)双手拇指施以抹法自睛明沿鼻柱经迎香至人中、环唇、承浆,经下关至听宫,操作 20～30 次。

(6)按揉迎香、地仓、颧髎、下关、颊车、听宫、承浆、翳风等穴,每穴 30 秒。

(7)用大鱼际揉前额及颊部 3～5 分钟。

(8)向上提拿患侧面部肌肉 3～5 次。

(9)对患侧面部施以较轻的掌擦法,以透热为度。

(10)拿风池、合谷,每穴 1 分钟,以产生酸胀感为度。

任务七 痛 经

【实训手法】

一指禅推法、摩法、揉法、振法、点法、滚法、按法、擦法。

【实训内容】

(1)患者仰卧,医者用摩法在患者小腹沿顺时针方向操作 6 分钟左右;施以一指禅推法或揉法于气海、关元等穴,每穴 2 分钟;掌振小腹 5 分钟以上(图 3-27)。

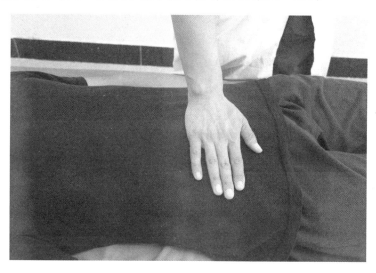

图 3-27 掌振小腹

(2)患者俯卧,医者施以滚法于患者腰部脊柱两旁及骶部 5 分钟;施以点法、一指禅推法或按法于十七椎、肾俞、八髎,以产生酸胀感为度;掌振腰骶部 1 分钟;最后施以掌擦法,以透热为度。

任务八 鼻 渊

【实训手法】

按法、揉法、抹法、捏法等。

【实训内容】

(1) 患者取仰卧位,医者施以双手拇指抹法自睛明沿鼻柱至迎香,反复操作3分钟,力度由轻到重。

(2) 按揉印堂、睛明、攒竹、四白、迎香、巨髎、太阳、百会等穴,每穴1分钟,用大鱼际揉鼻翼2分钟,以鼻腔通气为度。

(3) 患者取俯卧位,按揉风池、大椎、风门、肺俞、脾俞、胃俞、曲池、合谷、足三里等穴,每穴30秒,以得气为度。

(4) 捏脊5~7次,以患者能够忍受为度(图3-28)。

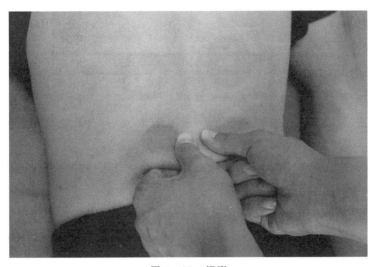

图3-28 捏脊

任务九 糖尿病

【实训手法】

一指禅推法、滚法、揉法、点法、按法、推法、摩法、拍法等。

【实训内容】

(1) 患者取仰卧位,摩其腹5~10分钟,以腹中微微发热为度。

(2) 患者取仰卧位,在其腹面施以掌根揉法3~5分钟。

(3) 患者取仰卧位,分推腹阴阳5~7次。

(4) 患者取仰卧位,以一指禅推法或拇指点其按中脘、水分、气海、关元、大巨、承满、关门、天枢、水道、章门、期门等腹部穴位,每穴1分钟,以得气为度。

(5)患者取俯卧位,用揉法在其腰背部反复操作5～7次;掌根按揉腰背部膀胱经第一、二侧线5～7次。

(6)以拇指按揉患者肺俞、肝俞、脾俞、胃俞、胃脘下俞(胰俞)、三焦俞、肾俞等穴,每穴1分钟,以得气为度。

(7)掌根推患者督脉、膀胱经各5～7次(图3-29)。

(8)拍击患者背部3～5次。

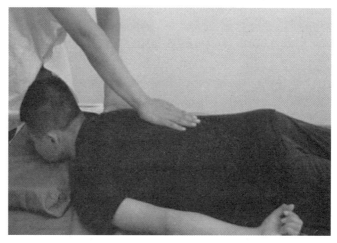

图3-29 掌根推督脉、膀胱经

项目四 康复疾病实训

任务一 偏　瘫

【实训手法】

推法、抹法、按揉法、扫散法、拿法、擦法、㨰法、摇法、捻法、拔伸法、搓法、抖法等。

【实训内容】

1. 头面颈项部

患者取坐位或仰卧位。

(1) 自印堂轻抹至神庭,操作 20~30 次。

(2) 施以分推法自印堂沿攒竹、鱼腰、丝竹空至太阳,操作 2~3 次。

(3) 患者头微侧,按揉其五经(即督脉、胆经、膀胱经在头部的分布路线)2~3 次,其中百会、风府、风池等穴位重点按揉,再拿五经。

(4) 于头部两侧(重点在少阳经)施以扫散法 1~2 分钟。

2. 上肢部

患者取坐位或侧卧位。

(1) 用㨰法、拿法沿患者肩部至手腕的外侧、前侧、内侧行往返操作 2~3 次,肩关节、肘关节及其周围为重点推拿部位,在进行手法操作的同时,配合患肢外展和肘关节屈伸的被动活动(图 3-30)。

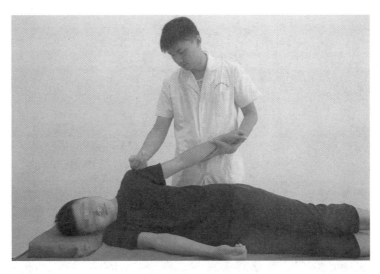

图 3-30　㨰上肢

(2)推抹患者腕部、手背、手掌2～3次,同时配合腕关节及指间关节屈伸被动活动。

(3)捻患者手指并配合拔伸手指2～3次。

3.背部及下肢部

(1)患者取俯卧位,医者自上而下按揉患者脊柱两侧2～3次,重点按揉背俞;擦脊柱两侧2～3次,自臀部沿大腿后部至小腿后部及跟腱,施以滚法,以腰椎两侧、环跳、殷门、委中、承山等穴及跟腱部为重点推拿部位,同时配合腰部后伸活动和下肢的内旋活动。

(2)最后以搓抖下肢结束手法。

任务二 脊髓损伤后遗症

【实训手法】

拿揉法、点揉法、推法、擦法、搓法、拍法、叩法、抹法、捻法、摇法、击法、拍法等。

【实训内容】

1.上肢部

患者取仰卧位。

(1)由上而下拿揉患者上臂、前臂,尤其是各肌腱的起止部位,反复操作5～10次,力量由轻渐重,路线由外入里;点按肩贞、曲池、内关、外关、合谷等腧穴。

(2)依次缓缓屈伸、旋转患者肩、肘、腕关节;推擦其上臂、前臂。

(3)推抹患者手腕、手掌、手背;捻揉患者五指后拔伸;以小指尺侧缘劈叩患者五指指缝,叩击掌根。

2.下肢部

患者取仰卧位。

(1)拿揉患者大腿及小腿的肌肉,然后用拇指点按足三里、阳陵泉、解溪等穴位(图3-31)。

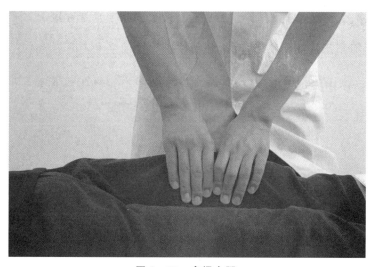

图3-31 拿揉大腿

(2)依次缓缓屈伸、旋转患者髋、膝、踝关节。

(3)搓揉患者下肢,使肌肉尽量放松;推抹其足背并搓擦足底;捻揉足趾,行轻柔拔伸和屈伸活动。

(4)用掌根有节奏、轻重交替地叩击患者下肢,使击打的冲击感深入其下肢组织深部,再施以轻快的全掌拍法或叩法,放松整个下肢。

3.背腰部

患者取俯卧位。

(1)用手掌或拇指自上而下直推和分推患者背腰两侧夹脊穴及膀胱经路线,重点推受损段部位,反复操作4~5次;继而施行滚法、掌揉法。

(2)用拇指点揉督脉和两侧的夹脊穴、膀胱经腧穴,通过刺激脊神经后支,达到刺激损伤段脊髓神经的作用。再以手掌横擦受损节段部位,揉搓腰骶部及八髎穴等,以透热为度。

(3)按揉、拿捏下肢后侧肌群,反复操作5~6次,再用拇指点按环跳、委中、承扶、承山等穴位。

(4)自腰背至小腿施以轻快的掌拍法或叩法,达到使软组织放松的效果。

任务三　骨及关节术后功能障碍

【实训手法】

点按法、推抚搓揉法、拨法、牵抖法、推法、屈伸法、拔伸法与撞法、揉法、拍叩法。

【实训内容】

骨及关节术后功能障碍的矫正手法甚多。在临床推拿中,须根据关节部位僵直的程度和可活动范围加以选择。对每一个部位施行矫正手法前,均须做充分的辅助手法,以达到疏通经络、伸展筋肉、滑利关节的目的。

(1)沿经络点按风池、肩井、缺盆、中府、肩贞、曲池、内关、外关、合谷、血海、足三里、阳陵泉、解溪等穴位;用手掌或掌根在背腰、四肢等部位进行按压,停留时间适当延长,其压力应作用于较深层部位,为静而深透之法,以达到通经络、行气血、镇静止痛的效果。

(2)以两手掌放于患病关节两侧做上下推抚;然后双手掌合于关节周围,做小幅度的快速搓揉;推抚、搓揉手法可反复交替操作,使局部发热,加速血液循环。

(3)在关节周围及脊柱两侧,用一手或双手多指做快而稳、由轻到重的揉拨;再用拇指或多指沿肌肉纤维的垂直方向左右分拨,作用于筋骨、肌肉之间,以达到活血祛瘀、除风散寒、解痉止痛、剥离粘连的作用。

(4)用手握住肢体远端做抖法,幅度小,节律快;再以一手握拿患肢远端适宜部位,向下牵拉,另一手多指置于患病关节的肌腱或韧带处,在牵拉的同时快速分拨。牵抖法主要作用于关节及其周围组织,能舒筋活血、滑利关节。

(5)用手掌沿经脉或肌肉纤维循行方向行推法,以疏经活络、通畅气血。

(6)握住肢体远端缓缓用力屈压或伸扳关节,以伸展筋肉、活动关节。

(7)拔伸法是用手握住肢体两端做对抗牵引,其作用于肌肉、关节及其周围组织,能舒筋活血、滑利和松动关节;撞法是用手握住骨的末端向上推顶、柔和地撞动,能行气生新、强壮筋骨。

两手法可交替应用(图 3-32)。

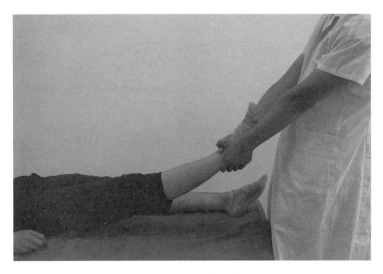

图 3-32 拔伸下肢

(8) 用手掌或多指在皮肤与筋肉之间做缓缓的按揉法,以利气散瘀、温热解痛。
(9) 用掌侧或空拳捶击肢体及关节周围,以通经络、行气血。

任务四 肌萎缩

【实训手法】
一指禅推法、按揉法、摩法、推法、搓法、拿揉法、擦法。

【实训内容】

1. 胸腹部

患者取仰卧位。医者施以一指禅推法或指按揉法于中府、云门、膻中、中脘、气海、关元等穴,每穴约 1 分钟;摩腹 10~15 分钟。

2. 腰背部

患者取俯卧位。医者用指按揉法按揉肺俞、肝俞、胆俞、脾俞、胃俞、肾俞、命门等穴,每穴约 1 分钟;用拇指平推法从肺俞开始向下一直推到肾俞,反复操作 3 分钟;在背部督脉与膀胱经施以擦法,以透热为度。

3. 上肢部

患者取仰卧位。医者施以搓法于患者肩及上肢部,同时配合患肢的被动运动,时间约为 3 分钟;用指按揉法作用于肩髃、臂臑、曲池、尺泽、手三里、外关、列缺等穴,每穴约 1 分钟;拿揉腕关节;反复捻搓掌指关节、指关节 3~5 分钟;最后施以擦法于上肢部,以透热为度(图 3-33)。

4. 下肢部

(1) 患者取仰卧位。医者于患者下肢前侧、内侧、外侧施以搓法,同时配合下肢的被动运

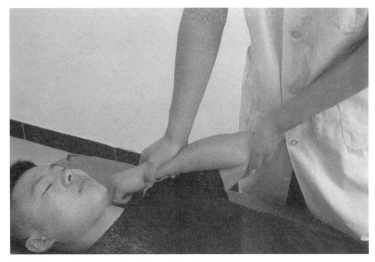

图 3-33 活动患肢

动,时间约为 5 分钟;施以拿揉法于上述部位,时间约为 3 分钟;用指按揉法按揉内膝眼、外膝眼、阳陵泉、足三里、丰隆、解溪等穴,各约 1 分钟。

(2)患者取俯卧位。医者施以擦法于患者下肢后侧、外侧、内侧,时间约为 5 分钟,同时配合下肢的被动运动;用拇指按揉法按揉环跳、居髎、承扶、风市、委中、承山等穴,每穴约 1 分钟;用掌平推法从臀部一直向下推到足跟部,反复平推 2 分钟。

任务五　截肢术后

【实训手法】

拿法、揉法、摩法、按法、擦法、叩法、拍法、搓法。

【实训内容】

(1)残端擦涂正红花油或按摩乳,然后拿、揉整个患肢,从上至下,往返 5~10 次。

(2)施以摩法、揉法于残端,动作轻柔,不增加患者痛感;重点点揉上肢的肩井、肩髃、臂臑、曲池、手三里、尺泽等穴,下肢的髀关、风市、伏兔、血海、梁丘、膝眼、环跳、承扶、殷门、委中等穴,时间为 5~10 分钟,均以双侧施治。施以轻柔的搓擦法于断肢以及残端瘢痕处,以皮肤微发红、透热为度。

(3)拿揉风池、后项 3~5 分钟;捋、按、揉背部背俞穴,重点为肺俞、心俞、膈俞、脾俞、胃俞、肝俞、肾俞等穴;按揉中府、膻中等穴;横擦胸背上部,横擦脾俞、胃俞一线,横擦胃俞一线,均以透热为度(图 3-34)。

(4)拿肩井,叩拍颈项、肩背部,以调和气血、舒展身心。

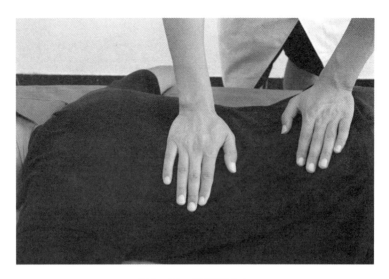

图 3-34 按揉背俞穴

模块四　成人推拿保健实训

项目一　全身推拿保健实训

任务一　头面部推拿

【实训内容】

受术者闭目仰卧,术者站立或坐于其头前部。

1. **分抹印堂(前额)至太阳**

术者以双手拇指螺纹面着力,从受术者两眉弓间印堂开始,经攒竹沿眉弓上缘分别向两侧分抹至太阳,并顺势按揉太阳数次。前额部可分为上、中、下三条线施术,即额上线:自前发际正中处沿发际向两侧分抹至太阳;额中线:自两阳白间督脉向两侧分抹,经阳白至太阳;额下线:自印堂分抹至太阳(图4-1)。

2. **点压鱼腰**

双手拇指或中指点按鱼腰,并自攒竹经鱼腰、丝竹空摩揉至上关,反复2~3次(图4-2)。

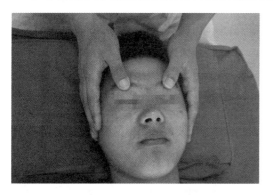
图4-1　分抹印堂(前额)至太阳

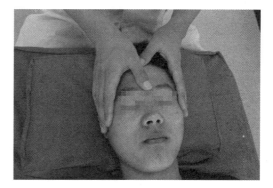
图4-2　点压鱼腰

3. **轻揉眼眶**

术者以双手拇指先按揉两侧睛明30秒,然后从睛明起,自内向外,由下至上轻轻揉摩眼眶3~5圈(图4-3)。

4. **推摩迎香至颧髎**

术者以双手拇指点按迎香30秒,然后自迎香经巨髎推摩至颧髎3~5次(图4-4)。

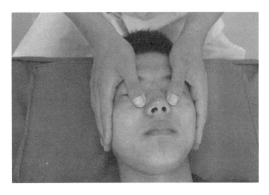

图 4-3 轻揉眼眶

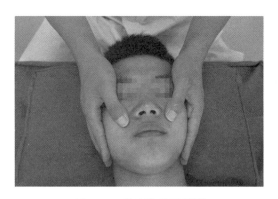

图 4-4 推摩迎香至颧髎

5. 推抹水沟至地仓

术者双手拇指自水沟向两侧推抹至地仓，反复 3~5 次（图 4-5）。

6. 揉摩下颌至太阳

术者以双手四指螺纹面着力，轻摩下颌，经大迎摩至颊车；自颊车经下关轻揉至太阳，反复 3~5 次（图 4-6）。

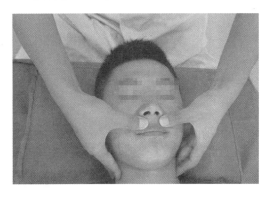

图 4-5 推抹水沟至地仓

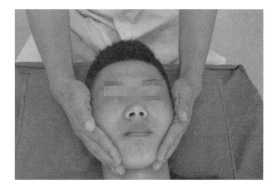

图 4-6 揉摩下颌至太阳

7. 点揉印堂至百会

术者双手拇指自印堂开始，沿督脉向上，经神庭等穴，逐穴点揉至头顶百会，反复 3~5 次。重点点揉印堂、神庭、百会等穴，各穴点揉 30 秒（图 4-7）。

8. 点揉攒竹（或阳白）至络却（或承灵）

术者双手拇指分别从受术者两攒竹（或阳白）开始，沿足太阳膀胱经（或足少阳胆经）循行走向，点揉各穴至络却（或承灵），反复 3~5 次（图 4-8）。

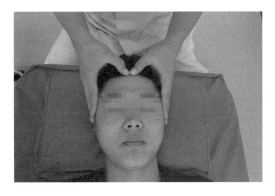
图4-7 点揉印堂至百会

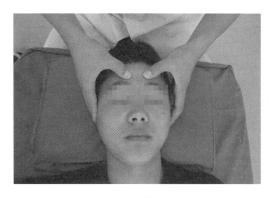
图4-8 点揉攒竹至络却

9. 勾点风池和风府

术者双手中指微屈曲,以指端着力,分别勾点受术者双侧风池,并缓揉数下;然后一手扶住受术者头部,另一手中指勾点风府,而后缓揉数下(图4-9)。

10. 五指梳抓头皮

术者双手五指屈曲,自然分开,以指端及指螺纹面交替着力,从受术者头部两侧耳上的发际处,向头发内对称地做快速而有节律的梳抓,并缓慢移到头顶正中线,双手十指交叉梳抓搓动,如洗头状。持续操作2~3分钟(图4-10)。

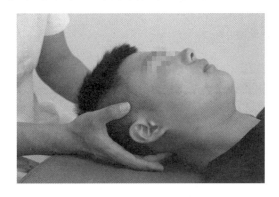
图4-9 勾点风池和风府

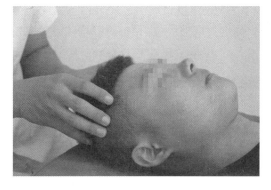
图4-10 五指梳抓头皮

11. 掌叩头

术者双手交叉做互握手状,掌内空虚,以下方手背为着力点,在受术者前额及头顶部上下轻轻叩击。持续操作1~2分钟(图4-11)。

12. 轻揉耳郭

术者以双手拇指和示指螺纹面相对着力,分别轻轻揉捏受术者两侧耳郭,持续操作1~2分钟,最后向下方轻轻牵拉耳垂3~5次(图4-12)。

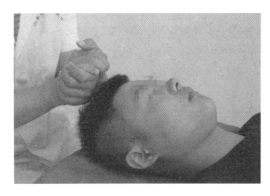
图4-11 掌叩头

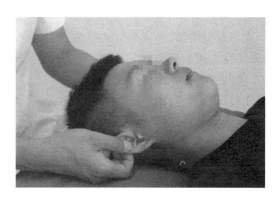
图4-12 轻揉耳郭

13.头面推拿总收法

术者以双手拇指螺纹面或大鱼际着力,先分抹前额,揉运太阳,分抹眼球,抹揉迎香,掐人中、地仓;然后自耳前推至耳中、耳后;继而双手小鱼际着力,沿颈项大筋(斜方肌)推至双侧肩井,最后捏拿肩井2~3次,收势。

任务二 胸腹部推拿

【实训内容】

受术者取仰卧位,保持呼吸均匀,腹肌放松;术者站立或坐于其侧。

1.掌根按压双肩

术者以双手掌根同时着力,按压受术者双肩5~6次,并可同时用拇指指端着力,点压其中府或缺盆30秒。起手时,应用力和缓,继而逐渐加强力度,然后缓缓放松按压(图4-13)。

2.分推胸胁

术者以双手拇指分置于受术者胸骨两侧,其余四指抱定胸廓两侧,以全掌着力,向下推抚,并沿肋间隙由内向外逐肋分推至腋中线,反复施术3~5次。女性应避开乳房部(图4-14)。

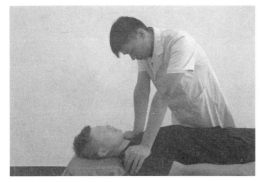
图4-13 掌根按压双肩

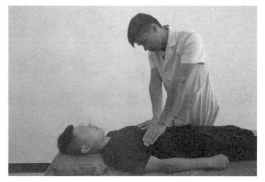
图4-14 分推胸胁

3.按揉胸部腧穴

术者以一手或双手拇指螺纹面着力,从受术者天突开始,向下逐个按揉任脉诸穴至膻中;

再从两侧俞府开始,向下逐个按揉足少阴肾经诸穴至神封;然后两手分别向外按揉俞府、气户等穴至中府和云门。反复施术2~3次(图4-15)。

4. 搓摩双胁肋

术者双手对称地分置于受术者两胁肋部,以五指的掌侧及全掌着力,从渊腋向下来回对搓其胁肋部至章门和京门之间,并可做上下往返移动5~10次。操作时压力不宜过重(图4-16)。

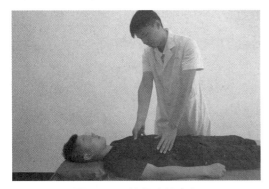

图4-15 按揉胸部腧穴

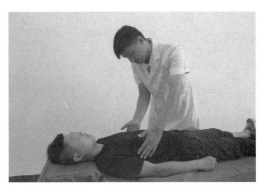

图4-16 搓摩双胁肋

5. 全掌揉腹

术者双手叠掌,全掌着力,从受术者右下腹开始,沿着升、横、降结肠的方向顺时针轻揉全腹,操作2~3分钟。手法要轻快、柔和、深透(图4-17)。

6. 拿揉腹直肌

术者以两手自上而下,拿揉、提抖腹肌3~5次(图4-18)。

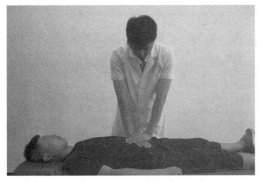

图4-17 全掌揉腹

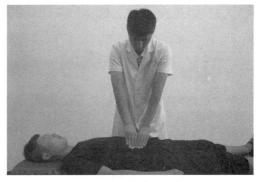

图4-18 拿揉腹直肌

7. 摩腹

术者以掌心置于受术者脐部,全掌着力,以脐为中心,先顺时针,后逆时针,旋转轻摩脐部各30次(图4-19)。

8. 点压腹部腧穴

术者以拇指指端着力,或用示指、中指、无名指指端着力,先沿受术者腹正中线任脉循行路线,由上而下分别点压上脘、中脘、下脘、气海、关元各穴,后点压脐旁天枢。每穴点压约1分钟(图4-20)。

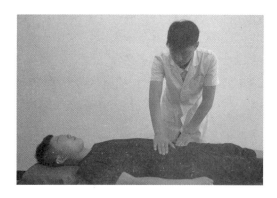

图 4-19 摩腹

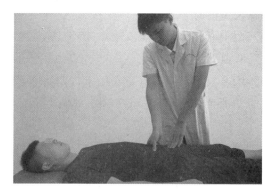

图 4-20 点压腹部腧穴

任务三　上肢部推拿

【实训内容】

受术者取仰卧位,亦可取坐位,上肢放松,自然下垂;术者站于其一侧。

1. 推抚上肢

术者一手托住受术者一侧腕部,另一手全掌着力,从受术者腕部开始,向心推抚至腋窝处,然后再离心推抚至腕部。可左右手换位操作,反复施术 3～5 次(图 4-21)。

2. 拿揉上肢

术者一手托住受术者一侧腕部,另一手沿肩至臂腕部的经脉循行或肌肉轮廓,拿揉上肢肌肉和腧穴。反复施术 3～5 次(图 4-22)。

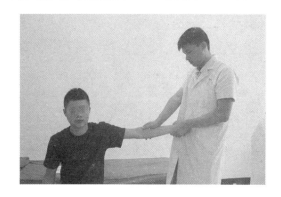

图 4-21 推抚上肢

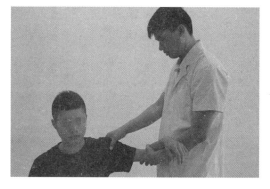

图 4-22 拿揉上肢

3. 按揉腕关节

术者两手托腕,双手拇指同时对一侧腕关节施术 1～2 分钟,然后摇动腕关节数次(图 4-23)。

4. 点揉上肢腧穴

术者一手握住受术者对侧手掌,另一手托住其肘臂,用拇指端或螺纹面着力,分别点按并轻揉其曲池、手三里、内关、神门、合谷、劳宫等穴各30秒（图4-24）。

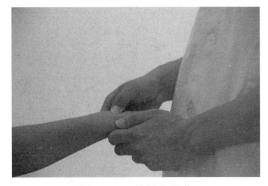

图4-23 按揉腕关节

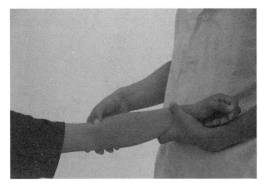

图4-24 点揉上肢腧穴

5. 摇肩关节

术者一手托住受术者对侧肘部，使其腕部搭在自己肘部，另一手搭在受术者肩部，先顺时针，后逆时针，环转摇动肩关节3～5次（图4-25）。

6. 抖动上肢

术者以双手同时握住受术者一手的大、小鱼际部，在稍用力牵拉的基础上，上下抖动上肢2～3次（图4-26）。

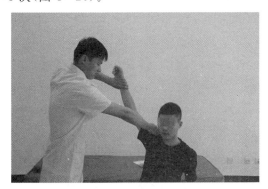

图4-25 摇肩关节

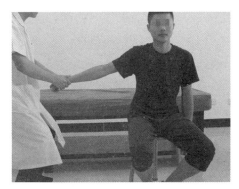

图4-26 抖动上肢

7. 摇手腕

术者一手握住受术者腕关节上部，使其固定；另一手与其掌面相对握住其示指、中指、无名指和小指，并稍使之背屈，然后自内向外摇动手腕3～5次（图4-27）。

8. 捻捋手指

术者一手托扶住受术者腕部，另一手拇指与示指桡侧螺纹面相对着力，夹持其指根部，快速捻动，并向指端方向移动。施术时应重点捻动手指关节处，时间约为30秒。然后再以屈曲的食、中指近端关节的相对面着力，紧夹住受术者的手指根部，用力向指端方向迅速捋出，可听到术者两指相撞发出一"嗒"的响声。一般按照拇指至小指的顺序逐指施术（图4-28）。

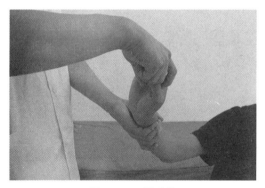
图4-27 摇手腕

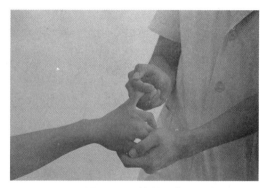
图4-28 捻捋手指

任务四　下肢前、内、外侧部推拿

【实训内容】

受术者取仰卧位,双下肢放松,自然伸直;术者站于其一侧。

1. 推抚下肢前、内、外侧

术者以全掌着力,紧贴受术者大腿根部,分别自大腿内侧离心推抚至足内踝;自髀关穴推抚至足背;自环跳穴推抚至足内踝,各3～5次。亦可酌情向心性推抚(图4-29)。

2. 拿揉下肢前、内、外侧

术者双手施以拿法,于受术者下肢前、内、外侧,循经脉自上而下拿揉至足踝部,共操作3～5次(图4-30)。

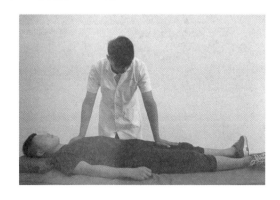
图4-29 推抚下肢前、内、外侧

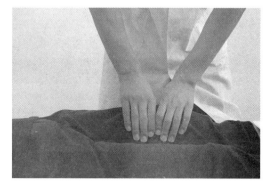
图4-30 拿揉下肢前、内、外侧

3. 按揉下肢前、内、外侧各腧穴

术者以拇指螺纹面着力,沿受术者下肢前、内、外侧经脉循行路线,分别按揉各腧穴,重点按揉足三里、血海、阴陵泉、阳陵泉、三阴交等穴位(图4-31)。

4. 抱揉膝关节

术者一手掌心着力,置受术者髌骨上轻轻揉压1～2分钟,然后双手掌心相对着力,如抱球状,抱住受术者膝关节两侧,相对用力,轻揉膝关节1～2分钟(图4-32)。

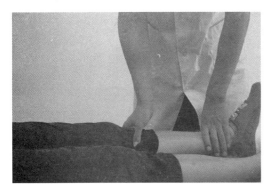
图 4-31 按揉下肢前、内、外侧

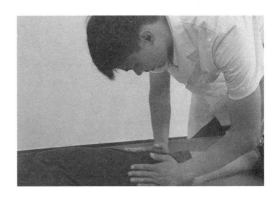
图 4-32 抱揉膝关节

5. 叩拍下肢前、内、外侧

术者双手以虚掌或空掌有节奏地自上而下分别叩击受术者下肢前、内、外侧各 3~5 次（图 4-33）。

6. 推摩足背

术者一手托扶受术者足底，另一手以大鱼际或掌根着力，推摩其足背 10~20 次（图 4-34）。

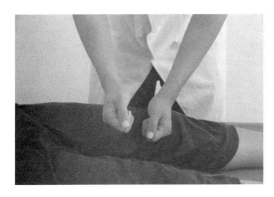
图 4-33 叩拍下肢前、内、外侧

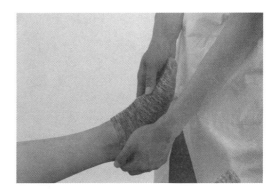
图 4-34 推摩足背

7. 运动髋、膝、踝关节

术者一手握托住受术者足跟部或踝部上方，另一手轻轻按扶住其膝部，使之被动屈髋屈膝各 90°，双手协力以髋关节为轴，分别做顺时针和逆时针环转摇动各 5~10 次。然后双手用力向胸部方向上推，使受术者髋、膝关节尽可能屈曲，然后用力将此下肢向远端牵拉呈伸直状态。可施术 2~3 次。最后术者一手拖住受术者踝关节上方，另一手握住其足掌部，以踝关节为轴，先顺时针，后逆时针，环转摇动各 5~8 次（图 4-35）。

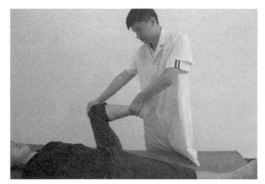
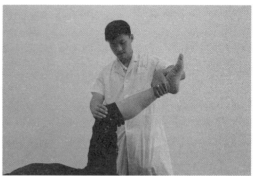
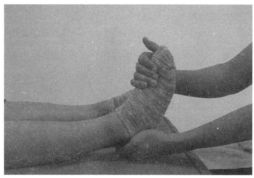

图 4-35　运动髋、膝、踝关节

任务五　背腰部推拿

【实训内容】

受术者取俯卧位,术者站于受术者头部。

1. 推抚背腰部及两胁肋

术者以双手全掌着力,从受术者脊柱两侧大杼穴开始,沿足太阳膀胱经向下推抚至腰眼处,然后双手自腋两侧轻抚回原处。反复施术 3~5 次。然后自肩胛骨下缘高度,从夹脊穴开始,由内向外,逐肋分推至腋中线。反复施术 2~3 次(图 4-36)。

2. 按揉背腰部

术者以双手或一手全掌着力,沿受术者督脉和足太阳膀胱经,自上而下按揉 3~5 次。若需要增加刺激量,以及扩大刺激的部位,可叠掌施术(图 4-37)。

3. 按压背腰部腧穴

术者以双手拇指指端或螺纹面着力,从受术者大杼穴开始,沿足太阳膀胱经,向下逐穴按揉至膀胱俞穴;然后再从大椎穴开始,沿督脉向下逐穴按揉至腰俞穴。可施术 3~5 次(图 4-38)。

4. 擦脊柱两侧

术者沿受术者脊柱两侧自上而下反复施术 2~3 分钟(图 4-39)。

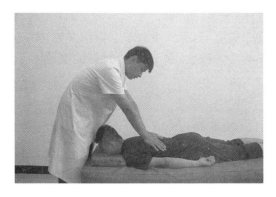

图 4-36 推抚背腰部及两胁肋

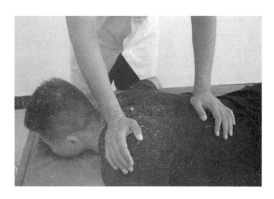

图 4-37 按揉背腰部

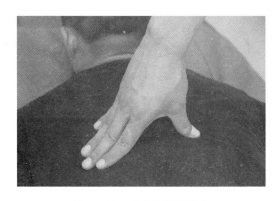

图 4-38 按压背腰部腧穴

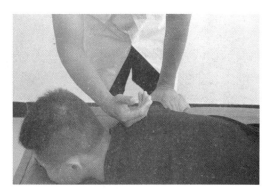

图 4-39 搓脊柱两侧

5.叩拍背腰部

术者可根据受术者体质情况以及施术部位的不同,分别采用拳叩、拍叩、切击、指弹等手法,于受术者背腰部反复施术 1～2 分钟。一般脊柱区宜拍叩,肩胛区及脊柱两侧宜拳叩,腰骶部宜切击,肾区叩击力量不宜过大(图 4-40)。

6.按揉肾俞穴

术者以双手拇指指端或螺纹面着力,分别按压并揉动受术者两侧肾俞穴,持续施术 2～3 分钟(图 4-41)。

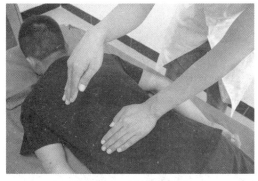

图 4-40 叩拍背腰部

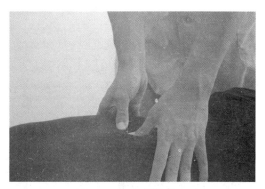

图 4-41 按揉肾俞穴

7. 搓命门穴

术者先对掌搓热双手,继而迅速以一手扶在受术者背部,另一手放于其命门穴处,快速搓动命门穴及两侧肾俞穴,直至受术者自觉腰部温热为止,持续施术1~2分钟。搓擦后亦可缓揉命门穴片刻,以增加热感的渗透力(图4-42)。

8. 直推背腰部

术者一手扶持受术者肩部,另一手以掌根着力,沿脊柱两侧夹脊穴分布区,自上而下直推3~5次(图4-43)。

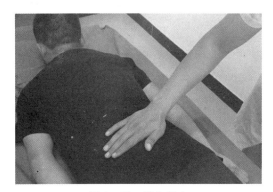

图4-42 搓命门穴

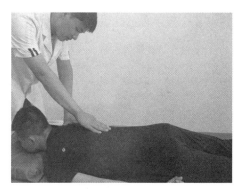

图4-43 直推背腰部

任务六　下肢后侧部推拿

【实训内容】

受术者取俯卧位,术者站于其一侧。

1. 推抚下肢后侧

术者以全掌着力,从受术者臀横纹开始,沿足太阳膀胱经和足少阴肾经循行路线,推抚至足跟部,反复施术3~5次(图4-44)。

2. 拿揉臀部及下肢后侧

术者以双手拇指与其余四指螺纹面相对用力,自上而下拿揉受术者臀部及下肢后侧,反复施术3~5分钟。施术时以臀部、股后侧肌群及腓肠肌部为重点(图4-45)。

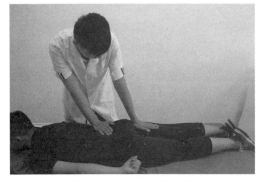

图4-44 推抚下肢后侧

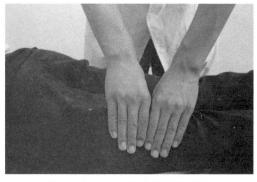

图4-45 拿揉臀部及下肢后侧

3. 滚臀部及下肢后侧

术者以滚法施术于受术者臀部及下肢后侧,沿足太阳膀胱经和足少阴肾经,自上而下反复施术3~5分钟。其中臀部、股后侧部及腓肠肌部应重点施术(图4-46)。

4. 点按下肢后侧腧穴

术者以拇指指端或螺纹面着力,自上而下分别点按受术者下肢足太阳膀胱经腧穴各30秒,并可加以按揉。其中环跳、承扶、殷门等肌肉丰厚处腧穴,可用肘尖点按(图4-47)。

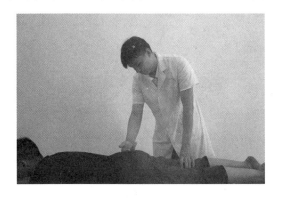

图4-46 滚臀部及下肢后侧

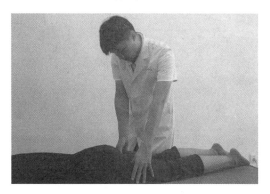

图4-47 点按下肢后侧腧穴

5. 拿揉昆仑、太溪

术者以拇指、示指螺纹面相对用力,拿揉受术者跟腱两侧昆仑穴和太溪穴各1~2分钟(图4-48)。

6. 拍叩臀部及下肢后侧

术者以双手空拳或虚掌有节奏地叩打或拍叩受术者臀部及下肢后侧,持续施术1~2分钟(图4-49)。

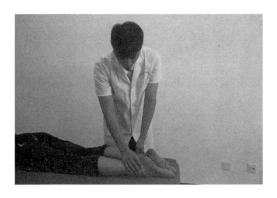

图4-48 拿揉昆仑、太溪

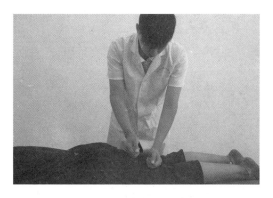

图4-49 拍叩臀部及下肢后侧

7. 抱揉下肢后侧

术者双手掌心相对,分别着力于受术者下肢后、内、外侧肌肉,并稍用力抱紧,从大腿上1/3处开始,自上而下揉动至下肢后侧,共操作3~5次。以腓肠肌为主要施术部位(图4-50)。

8. 推拿足部五脏反射区

术者一手拖住受术者足背,另一手用拇指推掌法,分轻、中、重三步,由足跟向足趾方向推按心反射区3次;用单示指扣拳法,自足跟向足趾外端压刮肝反射区3次;用单示指扣拳法,向下按压脾反射区3次;用单示指扣拳法,自外向内压刮肺、支气管反射区3次;用握足扣指法,沿足趾向足跟方向压刮肾反射区3～6次。具体操作参见足部推拿保健(图4-51)。

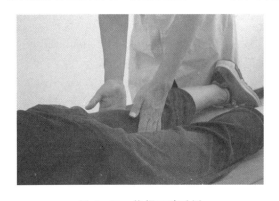
图4-50 抱揉下肢后侧

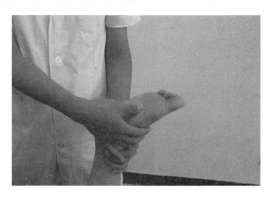
图4-51 推拿足部五脏反射区

9.捻捋足趾

术者以一手托扶住受术者足背,另一手拇指与示指桡侧螺纹面相对着力,夹持其足趾,并做快速捻动,且以捻动足趾关节处为主,时间约为30秒。然后在缓慢拔伸的基础上,向趾端方向迅速捋出,可听到术者两指发出碰撞的声音。一般按从足大趾到足小趾的顺序依次施术(图4-52)。

10.推、搓、揉、叩足底

术者以单手鱼际、掌根或双手拇指螺纹面着力,推、搓、揉受术者足弓、足底部各3～5次;最后以空拳有节奏地叩打其足跟部3～5次,时间为3～5分钟(图4-53)。

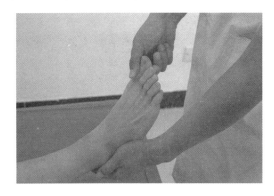
图4-52 捻捋足趾

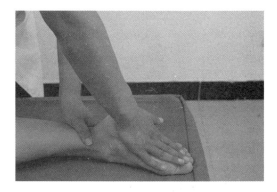
图4-53 推、搓、揉、叩足底

任务七　颈项及肩部推拿

【实训内容】

受术者取坐位或俯伏位,亦可取俯卧位,保持颈肩部自然放松。术者站于其一侧或身后。

1. 擦颈项及肩

术者先以双手掌小鱼际侧发力,从受术者后发际处开始,分别向下轻抚至大椎穴和两侧肩井穴,各 2~3 次。然后自一侧肩井穴开始,施以擦法沿颈肌向上擦至风池穴处;自大椎穴向上擦至风府穴处。反复施术 3~5 分钟。左侧颈部用右手操作,右侧颈部用左手操作(图 4-54)。

2. 掌揉颈项至肩

术者分别以双手掌大、小鱼际或掌根部着力,自受术者风府穴向下缓慢而有节律地揉至大椎穴;自风池穴向下揉至肩井穴。反复施术 2~3 分钟(图 4-55)。

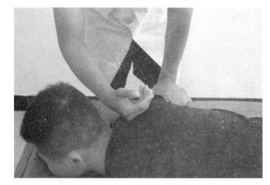

图 4-54 擦颈项及肩

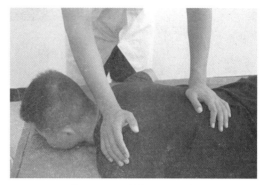

图 4-55 掌揉颈项至肩

3. 拿揉颈项部

术者一手轻扶受术者额部,另一手拇指与其余四指螺纹面相对用力,沿左右风池穴向下,拿揉颈项部肌肉 3~5 分钟(图 4-56)。

4. 点按棘突两侧

术者以双手拇指指端着力,分别置于受术者项部棘突两侧,自上而下点按 2~3 次,并可施以轻揉手法(图 4-57)。

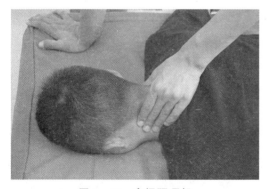

图 4-56 拿揉颈项部

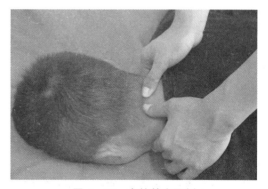

图 4-57 点按棘突两侧

5. 点按颈肩部腧穴后拿肩井穴收势

术者以双手拇指螺纹面或指端着力,分别点按受术者颈项及肩部的风池、风府、大椎、肩井、秉风、曲垣、天宗等腧穴各 1~2 分钟。然后双手拇指与其余四指螺纹面相对用力,同时提拿其两侧肩井穴。反复施术 5~10 次,缓缓收势(图 4-58)。

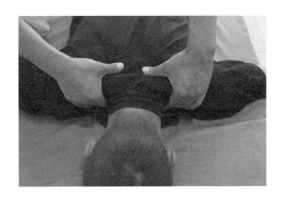

图 4-58 拿肩井穴收势

项目二 踩背推拿保健实训

【实训内容】

1. 准备动作

受术者取俯卧位。术者先展开一块按摩巾,盖于受术者背部;而后术者面向前方,立于受术者下肢两侧的床面上,双手握住吊杠或踩床两侧横杆。然后两足缓慢而平稳地相继踩踏于受术者大腿后侧承扶穴与殷门穴之间,时间为1~2分钟(图4-59)。

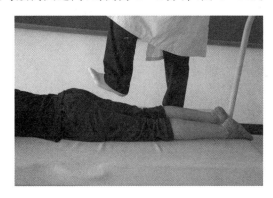

图4-59 准备动作

2. 踩背部

术者以单足推擦、踩压受术者背腰部,两足在其脊柱及两侧交替施术,操作面积较大,时间为4~6分钟。

(1)推擦背部脊柱两侧:术者以一足踏于受术者腰骶部,另一足掌着力,在腰部沿脊柱一侧膀胱经推擦至肩部,同时身体重心逐渐从后足转移至前足,反复施术3~5次;然后交换两足,用同样的方法施术于另一侧。要领:双手握杠,动作灵活协调,推擦时足掌平行移动,力度均匀(图4-60)。

(2)推压脊柱:术者一足踏于受术者骶部,另一足掌着力,沿脊柱正中督脉循行走向,从腰部推压至大椎穴处,反复施术3~5次。然后再从大椎穴边下滑边踩压至腰部(图4-61)。

3. 踩腰、臀部

踩腰、臀部是以足掌踩压、足趾或足跟点压、两足滑推为主要动作的足法,对防治脊柱疾病有很好的作用。施术时间为4~6分钟。

(1)踩腰臀:术者两足踩踏于受术者腰臀部,上下往返踩压数次,并可配合晃拨。要领:双手握杠,运用吊杠控制踩压力度,动作和缓稳健(图4-62)。

(2)点腰眼:术者两手握杠,双臂支撑身体,两足跟提起,两足尖同时用力,向内下方点压受术者两侧腰眼处,压力由轻渐重,时间约为30秒。要领:以双臂调整、控制点压力度,力度应逐渐加重,切忌粗暴用力,以得气为度(图4-63)。

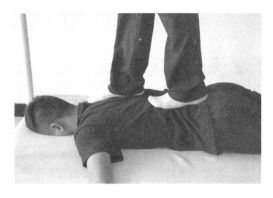

图 4-60 推擦背部脊柱两侧

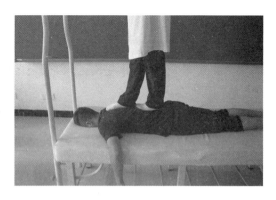

图 4-61 推压脊柱

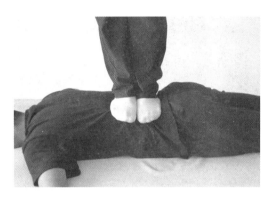

图 4-62 踩腰臀

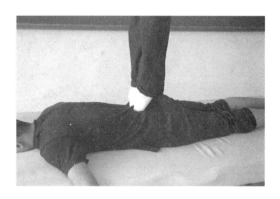

图 4-63 点腰眼

(3)分推滑压腰部:术者两足跟并拢,踩压于受术者腰部两侧,向两侧"倒八字"形分推滑压腰部。反复施术3~5次。要领:当足跟滑落时,双臂用力,控制足跟压力,使两足缓慢落于两侧床面(图4-64)。

(4)点压臀部:术者以两足尖同时点压受术者臀部两侧环跳穴30秒。然后两足跟分别向两侧分推滑落(图4-65)。

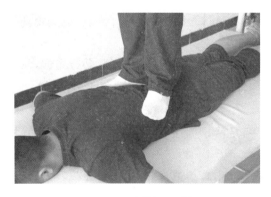

图 4-64 分推滑压腰部

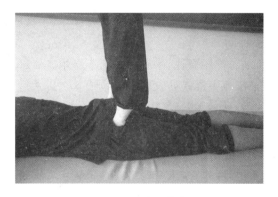

图 4-65 点压臀部

4. 踩臀腰、背、肩部

踩臀腰、背、肩部是用两足分推腰背部,推压肩臂为主要方式的踩背方法。施术时间为

6~8分钟。

(1) 分推腰部：术者先以两足掌着力，在受术者腰部，由下而上向两侧做"倒八字"形分推；然后两足掌向上移动成"正八字"形，以足趾着力，分别点压脊柱两侧。要领：正确运用吊杠控制力度（图4-66）。

(2) 踩压双肩：术者先以两足掌着力，在受术者腰部，向两侧做"倒八字"形分推滑行，自下向上至受术者肩部，两足成"八字"踩压其双肩。最后术者以两足掌着力，自受术者两肩向两上臂部推压。压臂后结束动作，双上臂用力，两足掌轻轻滑至受术者两肩上方床边。反复操作2~3次。要领：动作应连贯流畅，足法娴熟（图4-67）。

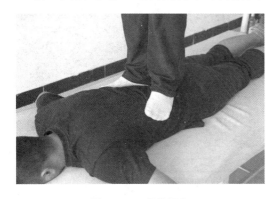

图4-66 分推腰部

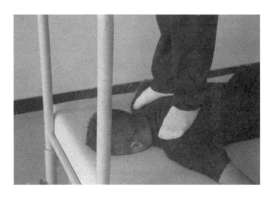

图4-67 踩压双肩

5. 滑推背、腰、下肢部

滑推背、腰、下肢部是推压、颤抖、滑摩等足法的综合运用，该法主要以足掌、足跟着力，并配合双手大幅度换位动作，有促进腰背及下肢部血液循环的作用。施术时间为2~4分钟。

(1) 滑推背腰部：术者面向床尾，两足掌着力，成"八"字形踏于受术者肩背部，沿脊柱两侧向下同时滑推至腰骶部。反复施术3~5次。要领：双手扶握横杠，不要变换位置，正确控制足下力度（图4-68）。

(2) 颤抖腰臀部：接上动作，术者以两足跟着力，紧抵受术者腰骶部，向前下方用力，以两足跟颤抖来带动受术者腰臀部的抖动。要领：动作应协调顺畅，颤抖时要双膝伸直（图4-69）。

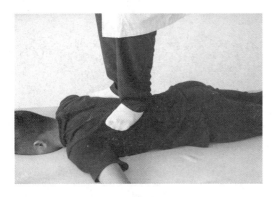

图4-68 滑推背腰部

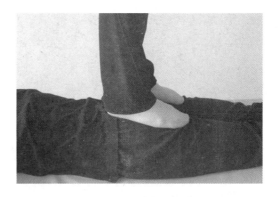

图4-69 颤抖腰臀部

(3) 滑推下肢：接上动作，术者双手沿吊杠大幅度前移，以两足掌着力，分别由受术者腰骶部沿两下肢后侧,向下滑推至足跟上方,然后踩压其两足掌,同时将双手再次迅速前移,保持身体直立,两足站稳。可重复施术3～5次。要领:以上动作应连贯自如,滑而不浮,重而不滞;熟练掌握重心的移动,双手换位快而准确(图4-70)。

6.踩下肢部

踩下肢部对解除下肢疲劳、改善下肢血液循环有明显效果。施术时间为6～8分钟。

(1)踩大腿后侧:术者双手扶握一侧吊杠,两足掌着力,往返踩压受术者一侧大腿后部承扶穴至委中穴之间3～5次。要领:踩压动作要和缓,用力平稳(图4-71)。

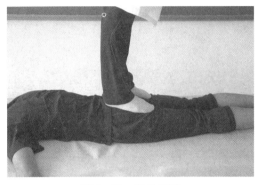
图4-70 滑推下肢

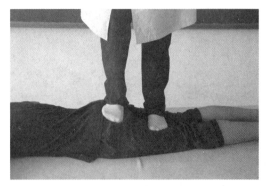
图4-71 踩大腿后侧

(2)推压小腿:接上动作,术者以一足踏于受术者一侧臀横纹处,另一足以足掌着力,自受术者小腿上部缓慢向下推压至跟腱部。反复施术3～5次。要领:身体重心在臀横纹处的足上,另一足适度用力推压即可(图4-72)。

(3)屈膝踩殷门:术者双手扶握单侧吊杠,以一足踩压殷门穴处,另一足将受术者足部勾起,使膝关节屈曲,然后用足掌着力,反压住其足背约30秒。要领:施压时着力要平稳,不可用力过猛(图4-73)。

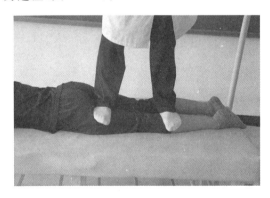
图4-72 推压小腿

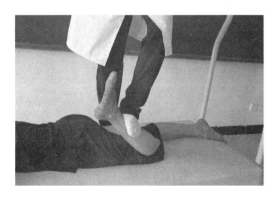
图4-73 屈膝踩殷门

以上3个动作可连贯进行,对两下肢分别施术。

7.结束动作

结束动作以踩压、踢打、晃抖为主要足法。动作要柔和,使受术者感到愉快舒适。施术时间为2～4分钟。

(1)晃抖拍打下肢:术者一足踩踏于床面,以另一足足掌着力,由上而下分别晃抖、拍打受术者下肢后侧各 3~5 次。要领：双手扶杠,足法轻快,力度适宜(图 4-74)。

(2) 踢打足掌：接上动作,术者以两足足尖背部着力,分别交替施术,踢打受术者双侧足掌及足跟部 2~4 分钟。要领：用力适度,节奏感强(图 4-75)。

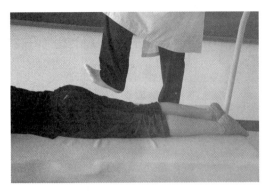
图 4-74　晃抖拍打下肢

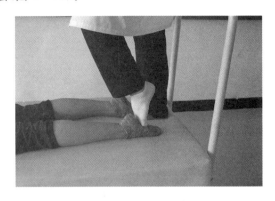
图 4-75　踢打足掌

(3) 踩压足掌：术者以两足足掌着力,分别横踩、直踩受术者足掌及足跟 3~5 次,结束操作。要领：两足交替踩压,重心随左右足施术转移,双手拉杠调节压力大小(图 4-76)。

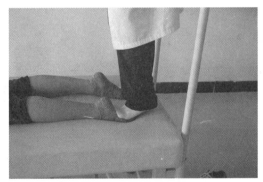
图 4-76　踩压足掌

项目三　足部推拿保健实训

任务一　足部反射区推拿常用手法

【实训内容】

1. 单示指扣拳法（握拳示指法）

握拳，中指、无名指、小指紧扣掌心，示指第一、二指关节弯曲扣紧，并使屈曲的示指与掌指面略保持垂直状态，拇指弯曲后顶在示指末节处。着力点：示指第一指间关节突起部（图4-77）。

2. 拇指推掌法（拇指推压法）

张开虎口，用拇指指腹或桡侧面紧贴足部施术区域，单向移动。腕关节伸平，其余四指呈握拳状或略弯曲，起辅助及固定作用。着力点：拇指指腹或桡侧偏峰（图4-78）。

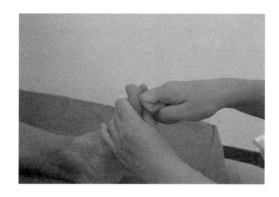

图4-77　单示指扣拳法

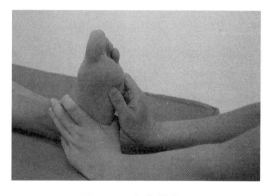

图4-78　拇指推掌法

3. 捏指法（拇指点按法）

伸直拇指，其余四指弯曲后紧贴于拇指掌面，用拇指指端或指腹垂直用力点按于施术区域。着力点：拇指指腹（图4-79）。

4. 扣指法（拇指掐法）

将拇指与其余四指分开成圆弧状，四指起辅助固定作用，施力于拇指指端。着力点：拇指指端（图4-80）。

5. 示指勾拳法（示指刮压法）

开大虎口，固定拇指，示指弯曲，用示指桡侧缘做单方向刮动，其他指起辅助作用，示指发力。着力点：示指第二节指骨桡侧（图4-81）。

6. 握足扣指法

辅助手握住受术脚掌，术手拇指弯曲，示指与辅助手拇指相扣，以示指第一指间关节突起部为着力点垂直按压。着力点：示指第一指间关节突起部（图4-82）。

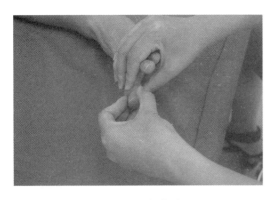

图 4-79 捏指法

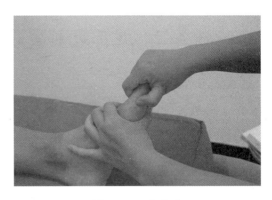

图 4-80 扣指法

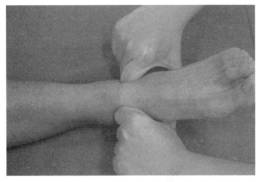

图 4-81 示指勾拳法

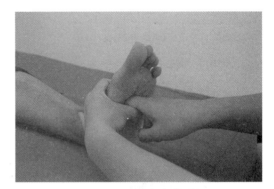

图 4-82 握足扣指法

7. 双指拳法

辅助手扶持住受术足部,术手以示指、中指第一指间关节为着力点,由前向后刮压。着力点:示指、中指第一指间关节突起部(图4-83)。

8. 双指钳法

以术手示指、中指第二指间关节尺侧面和桡侧面着力,夹住一定部位后由前向后操作或以示指、中指近端指间关节突起部着力,在一定部位夹压。着力点:示指、中指第二指间关节尺侧面和桡侧面或示指、中指近端指间关节突起部(图4-84)。

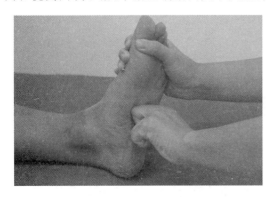

图 4-83 双指拳法

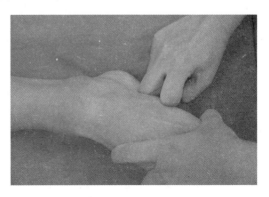

图 4-84 双指钳法

任务二　足部反射区的位置、适应证与按摩手法

【实训内容】

1. 心反射区（图4-85）

（1）反射区位置：左足底部，第四、五趾骨之间的下方。

（2）适应证：失眠健忘、神经衰弱、心慌气短。

（3）操作手法：拇指推掌法或单示指扣拳法。

2. 肾上腺反射区（图4-86）

（1）反射区位置：双足底第二、三趾骨之间，趾骨下方。

（2）适应证：过敏、休克、心律失常、腰酸背痛。

（3）操作手法：握足扣指法。

3. 腹腔神经丛反射区（图4-87）

（1）反射区位置：足掌中心，同肾反射区的位置。

（2）适应证：神经性胃肠病症、腹胀、腹泻、胸闷、烦躁、神经衰弱。

（3）操作手法：单示指扣拳法。

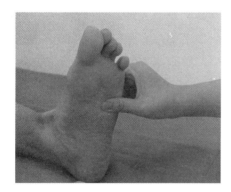
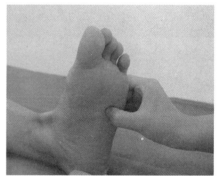
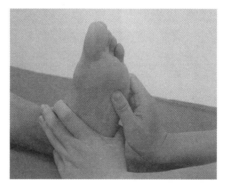

图4-85　轻、中、重三种手法检查心反射区

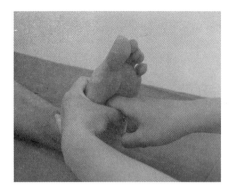
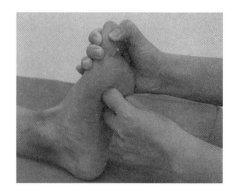

图 4-86　肾上腺反射区　　　　　图 4-87　腹腔神经丛反射区

4. 肾反射区（图 4-88）

(1)反射区位置:双足足掌,足心前的凹陷处,即涌泉穴所在部位。
(2)适应证:腰部酸痛。
(3)操作手法:单示指扣拳法。

5. 输尿管反射区（图 4-89）

(1)反射区位置:双足足底部,肾反射区至膀胱反射区连成的弧线区域。
(2)适应证:泌尿系统疾病。
(3)操作手法:单示指扣拳法。

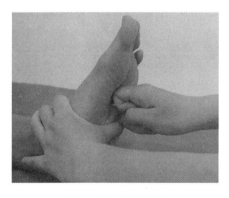
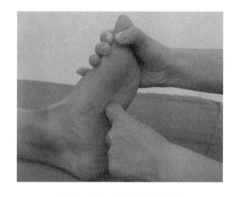

图 4-88　肾反射区　　　　　　　图 4-89　输尿管反射区

6. 膀胱反射区（图 4-90）

(1)反射区位置:双足足底内侧舟骨下方突起处。
(2)适应证:泌尿系统疾病。
(3)操作手法:单示指扣拳法。

7. 尿道反射区（图 4-91）

(1)反射区位置:双足由膀胱反射区至内踝后下方的带状区域。
(2)适应证:尿道炎、排尿不利。
(3)操作手法:拇指推掌法或单示指扣拳法。

8. 拇趾额窦反射区(图4-92)

(1)反射区位置:双足拇趾顶端。

(2)适应证:头痛、鼻塞、鼻窦炎。

(3)操作手法:单示指扣拳法。

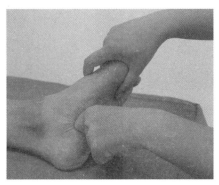

图4-90 膀胱反射区

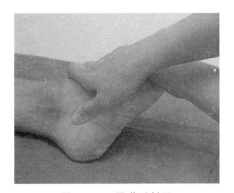 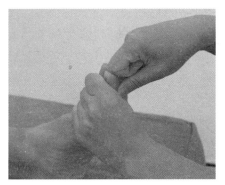

图4-91 尿道反射区　　　　　图4-92 拇趾额窦反射区

9. 三叉神经反射区(图4-93)

(1)反射区位置:双足拇趾末节趾骨外侧区域。

(2)适应证:偏头痛、三叉神经痛、面肌痉挛。

(3)操作手法:扣指法。

10. 小脑及脑干反射区(图4-94)

(1)反射区位置:双足拇趾趾腹外侧根部。

(2)适应证:运动平衡失调、头痛。

(3)操作手法:扣指法或单示指扣拳法。

11. 颈项反射区(图4-95)

(1)反射区位置:双足拇趾根部横纹区域。

(2)适应证:颈椎病、颈部酸胀、落枕。

(3)操作手法:扣指法。

12. 鼻反射区(图4-96)

(1)反射区位置:双足拇趾末节内侧至拇趾趾甲根部区域。

(2)适应证:鼻炎、鼻塞、鼻窦炎。

(3)操作手法:扣指法。

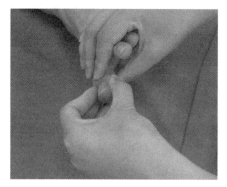

图 4-93 三叉神经反射区

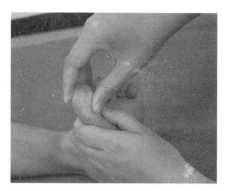

图 4-94 小脑及脑干反射区

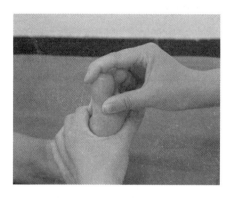

图 4-95 颈项反射区

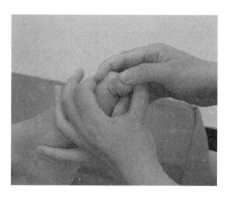

图 4-96 鼻反射区

13.**大脑反射区**(图 4-97)

(1)反射区位置:双足拇趾趾腹区域。

(2)适应证:头昏脑涨、头痛、神经衰弱。

(3)操作手法:单示指扣拳法。

14.**脑垂体反射区**(图 4-98)

(1)反射区位置:双足拇趾趾腹中央。

(2)适应证:内分泌失调、更年期综合征、头痛。

(3)操作手法:单示指扣拳法。

15.**甲状旁腺反射区**(图 4-99)

(1)反射区位置:双足底第一跖趾关节内侧凹陷处。

(2)适应证:甲状旁腺功能低下引起的缺钙症状(如筋骨酸软、手足麻痹或痉挛、指甲脆弱等)、白内障、癫痫发作。

(3)操作手法:扣指法。

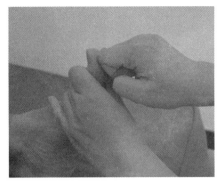
图4-97 大脑反射区

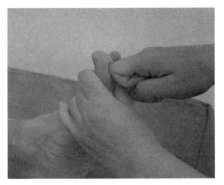
图4-98 脑垂体反射区

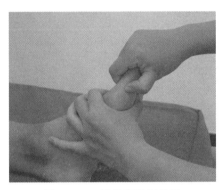
图4-99 甲状旁腺反射区

16.甲状腺反射区(图4-100)

(1)反射区位置:双足底第一趾骨头与第一、二近节趾骨间形成的条形区域。

(2)适应证:肥胖症、甲状腺肿大。

(3)操作手法:拇指推掌法。

17.四趾额窦反射区(图4-101)

(1)反射区位置:双足第二、三、四、五趾顶端。

(2)适应证:头痛、鼻塞、鼻窦炎、用脑过度。

(3)操作手法:单示指扣拳法。

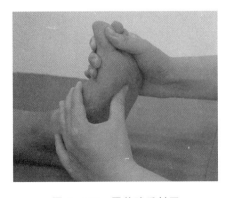
图4-100 甲状腺反射区

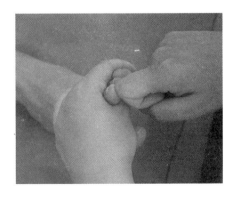
图4-101 四趾额窦反射区

18. **眼反射区**(图4-102)

(1)反射区位置:双足第二、三趾趾腹根部及两侧区域。

(2)适应证:眼疾。

(3)操作手法:捏指法或单示指扣拳法。

19. **耳反射区**(图4-103)

(1)反射区位置:双足第四、五趾趾腹根部及两侧区域。

(2)适应证:耳鸣、耳聋。

(3)操作手法:捏指法。

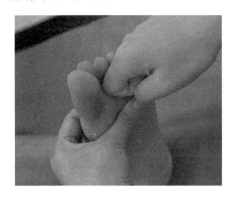 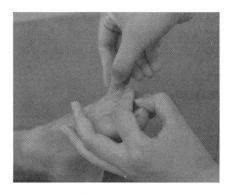

图4-102 眼反射区　　　　图4-103 耳反射区

20. **斜方肌反射区**(图4-104)

(1)反射区位置:双足的眼、耳反射区的下方。

(2)适应证:肩部酸沉、上肢无力。

(3)操作手法:单示指扣拳法。

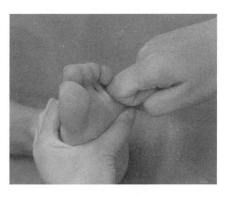

图4-104 斜方肌反射区

21. **肺、支气管反射区**(图4-105)

(1)反射区位置:双足底部斜方肌反射区的下方,甲状腺反射区至肩反射区之间的条形区域,并向第三趾延伸。

(2)适应证:呼吸不畅、肺炎、支气管炎。

(3)操作手法:单示指扣拳法及双拇指推掌法。

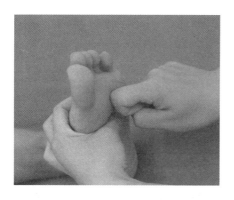
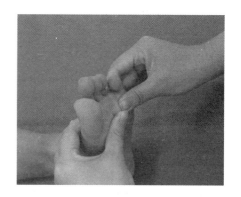

图 4-105　肺、支气管反射区

22.**脾反射区**(图 4-106)

(1)反射区位置:左足底部的第四、五趾骨之间,心脏反射区的下方。

(2)适应证:脾胃不和、消化不良。

(3)操作手法:单示指扣拳法。

23.**胃反射区**(图 4-107)

(1)反射区位置:双足底第一跖骨中上部,约一横指区域。

(2)适应证:胃气不和、食欲不振、胃疾。

(3)操作手法:单示指扣拳法。

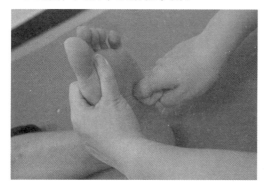
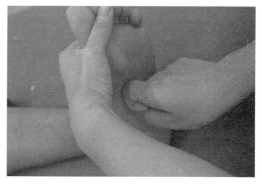

图 4-106　脾反射区　　　　　　　　　图 4-107　胃反射区

24.**胰反射区**(图 4-108)

(1)反射区位置:双足内侧,胃、十二指肠反射区之间的区域。

(2)适应证:糖尿病、胰腺炎。

(3)操作手法:单示指扣拳法。

25.**十二指肠反射区**(图 4-109)

(1)反射区位置:双足底部第一跖骨底,胃、胰反射区的下方。

(2)适应证:食欲不振、消化不良、十二指肠溃疡。

(3)操作手法:单示指扣拳法。

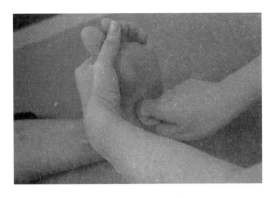 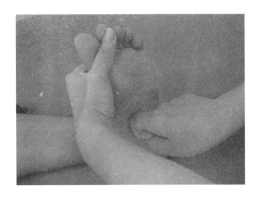

图 4-108　胰反射区　　　　　　　图 4-109　十二指肠反射区

26. 小肠反射区（图 4-110）

(1) 反射区位置：由升结肠、横结肠、乙状结肠及直肠反射区围成的双足底中下部的凹陷区域。

(2) 适应证：消化不良、腹胀、腹泻、便秘。

(3) 操作手法：双指拳法。

27. 横结肠反射区（图 4-111）

(1) 反射区位置：双足底部中间的条形区域。

(2) 适应证：便秘、腹泻、消化不良。

(3) 操作手法：单示指扣拳法。

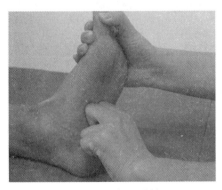 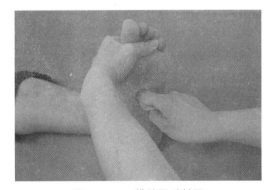

图 4-110　小肠反射区　　　　　　　图 4-111　横结肠反射区

28. 降结肠反射区（图 4-112）

(1) 反射区位置：左足底部，第五跖骨底至跟骨前缘的足掌外侧的条形区域。

(2) 适应证：肠炎、腹胀、腹痛、便秘等。

(3) 操作手法：单示指扣拳法。

29. 乙状结肠和直肠反射区（图 4-113）

(1) 反射区位置：左足底部跟骨前缘的条形状区域。

(2) 适应证：结肠炎、直肠黏膜脱垂、痔疮。

(3) 操作手法：单示指扣拳法。

30.肛门反射区(图4-114)

(1)反射区位置:左足掌跟部前缘,乙状结肠及直肠反射区的末端。

(2)适应证:痔疮、肛门周围脓肿、肛瘘。

(3)操作手法:单示指扣拳法。

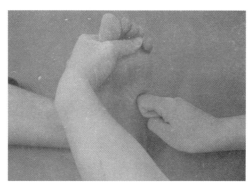

图4-112 降结肠反射区

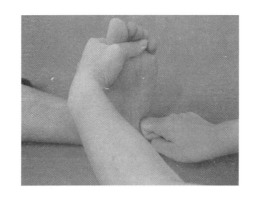

图4-113 乙状结肠和直肠反射区

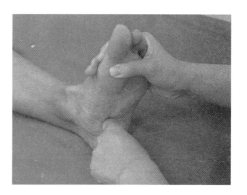

图4-114 肛门反射区

31.生殖腺反射区(图4-115)

(1)反射区位置:足跟中央。

(2)适应证:性功能低下、月经不调、更年期综合征等。

(3)操作手法:单示指扣拳法。

32.肝反射区(图4-116)

(1)反射区位置:右足底第三、四、五跖骨头下方区域。

(2)适应证:食欲不振、肝气不舒、肝病。

(3)操作手法:单示指扣拳法。

33.胆反射区(图4-117)

(1)反射区位置:右足底肝反射区内侧,第三、四跖骨头下方区域。

(2)适应证:消化不良、胆囊炎。

(3)操作手法:单示指扣拳法。

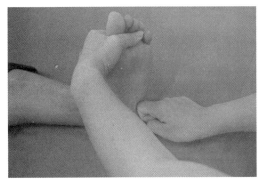

图 4-115　生殖腺反射区

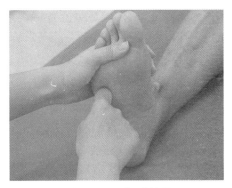

图 4-116　肝反射区

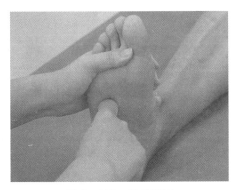

图 4-117　胆反射区

34. 盲肠及阑尾反射区（图 4-118）

(1) 反射区位置：右足底跟骨外前缘。
(2) 适应证：腹痛、阑尾炎。
(3) 操作手法：单示指扣拳法。

35. 回盲瓣反射区（图 4-119）

(1) 反射区位置：右足底，距骨前缘外侧，盲肠区前方。
(2) 适应证：腹痛、腹泻、阑尾炎。
(3) 操作手法：单示指扣拳法。

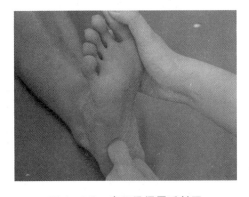

图 4-118　盲肠及阑尾反射区

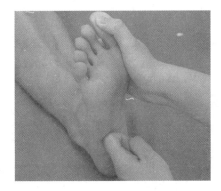

图 4-119　回盲瓣反射区

36. 升结肠反射区（图4-120）

(1)反射区位置：右足底部，跟骨前缘至第五跖骨底部的足掌外侧的条形区域。

(2)适应证：便秘、腹泻、消化不良、腹胀。

(3)操作手法：单示指扣拳法。

37. 颈椎反射区（图4-121）

(1)反射区位置：双足拇趾近节趾骨内缘。

(2)适应证：颈椎病、头晕、落枕。

(3)操作手法：扣指法或双指钳法。

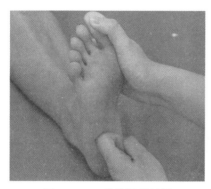

图4-120 升结肠反射区

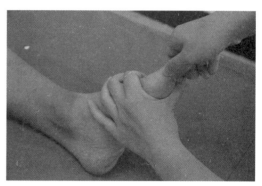

图4-121 颈椎反射区

38. 胸椎反射区（图4-122）

(1)反射区位置：双足弓内侧第一跖骨内侧缘。

(2)适应证：肩背酸痛、胸椎骨刺和其他胸椎疾患。

(3)操作手法：拇指推掌法。

39. 腰椎反射区（图4-123）

(1)反射区位置：足弓内侧缘（楔骨至舟骨下方），上接胸椎反射区，下接骶椎反射区。

(2)适应证：腰背酸痛、腰椎间盘突出、腰椎骨质增生和腰椎其他疾患。

(3)操作手法：拇指推掌法。

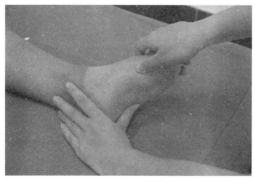

图4-122 胸椎反射区

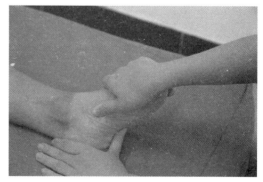

图4-123 腰椎反射区

40. 骶椎反射区（图4-124）

(1)反射区位置：足弓内缘（距骨后方至跟骨上），前接腰椎反射区，后接尾骨反射区。

(2)适应证:骶骨骨质增生、骶髂关节损伤、坐骨神经痛及盆腔脏器疾患等。
(3)操作手法:拇指推掌法。

41. **内尾骨反射区**(图4-125)
(1)反射区位置:足跟部的足掌内侧缘,沿跟结节向后呈带状的区域。
(2)适应证:坐骨神经痛、尾骨损伤后遗症、阳痿、遗精、痛经、功能性子宫出血、盆腔炎、子宫内膜炎。
(3)操作手法:示指勾拳法。

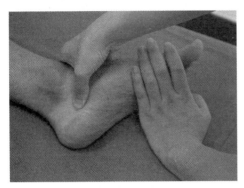
图4-124 骶椎反射区

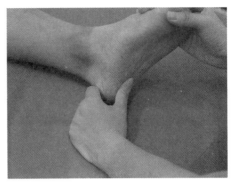
图4-125 内尾骨反射区

42. **前列腺(或子宫)反射区**(图4-126)
(1)反射区位置:足跟内侧、内踝后下方的三角形区域。
(2)适应证:前列腺肥大、前列腺炎、尿道炎、子宫肌瘤、子宫内膜炎、子宫下垂及其他子宫疾患。
(3)操作手法:拇指推掌法。

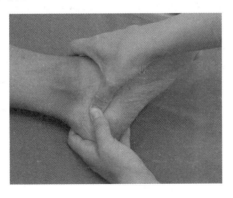
图4-126 前列腺反射区

43. **内肋骨反射区**(图4-127)
(1)反射区位置:第一楔骨与舟骨之间的区域。
(2)适应证:胁肋疼痛、胸闷、肋软骨炎等。
(3)操作手法:扣指法。

44. **腹股沟反射区**(图4-128)
(1)反射区位置:双足背部,内踝高点外上方凹陷处。

(2)适应证:腹股沟斜疝、功能性子宫出血、子宫内膜炎、遗精、阳痿。
(3)操作手法:捏指法。

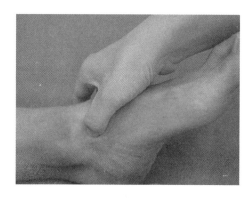

图 4-127 内肋骨反射区

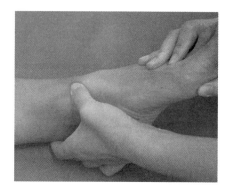

图 4-128 腹股沟反射区

45.下身淋巴腺反射区(图 4-129)
(1)反射区位置:双足背部,内踝前下方的凹陷处。
(2)适应证:免疫力低下。
(3)操作手法:捏指法。

46.内髋关节反射区(图 4-130)
(1)反射区位置:双足内踝下方半环状区域。
(2)适应证:腰腿痛、髋关节活动不利。
(3)操作手法:捏指法。

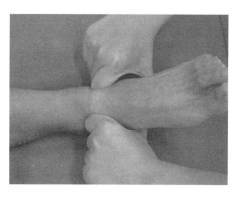

图 4-129 下身淋巴腺反射区

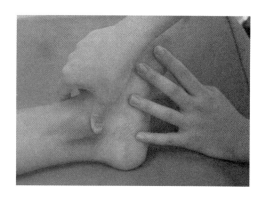

图 4-130 内髋关节反射区

47.直肠与肛门反射区(图 4-131)
(1)反射区位置:双腿胫骨内侧后方,内踝后沿跟腱前缘向上 3 寸的带状区域。
(2)适应证:便秘、痔疮。
(3)操作手法:拇指推掌法。

48.内侧坐骨神经反射区(图 4-132)
(1)反射区位置:双腿胫骨后缘,自内踝尖至胫骨内侧髁。
(2)适应证:坐骨神经痛。

(3)操作手法:拇指推掌法。

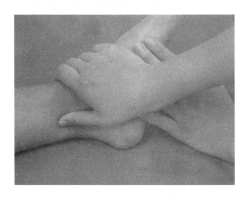

图 4-131 直肠与肛门反射区

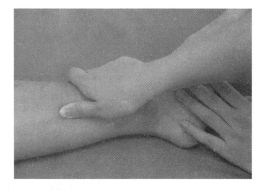

图 4-132 内侧坐骨神经反射区

49.**肩关节反射区**(图 4-133)

(1)反射区位置:双足掌外侧第五跖趾关节外侧。

(2)适应证:肩关节周围炎、斜方肌劳损、肩关节外伤后期疼痛。

(3)操作手法:单示指扣拳法。

50.**肘关节反射区**(图 4-134)

(1)反射区位置:双足第五跖骨底外侧区域。

(2)适应证:肱骨外上髁炎、肘关节损伤后期疼痛。

(3)操作手法:双指钳法。

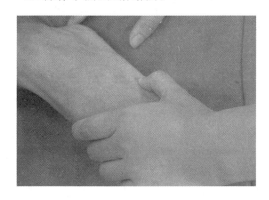

图 4-133 肩关节反射区

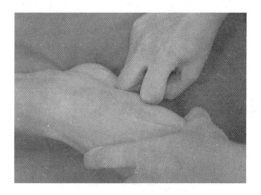

图 4-134 肘关节反射区

51.**膝关节反射区**(图 4-135)

(1)反射区位置:足外侧,骰骨与跟骨间的凹陷处。

(2)适应证:髌韧带损伤、侧副韧带损伤、半月板损伤、膝关节疼痛。

(3)操作手法:单示指扣拳法。

52.**外尾骨反射区**(图 4-136)

(1)反射区位置:外侧足跟韧带,沿跟骨结节后方外侧的带状区域。

(2)适应证:坐骨神经痛、骶椎裂及尾骨损伤而引起的疼痛。

(3)操作手法:示指勾拳法。

53. 肩胛骨反射区（图4-137）

(1)反射区位置：双足背部，第四、五跖骨与筛骨向外分开形成的区域。

(2)适应证：肩背酸痛，肩周炎。

(3)操作手法：双拇指指腹推掌法。

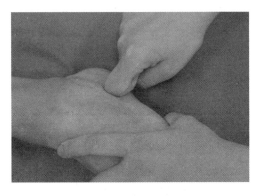

图4-135　膝关节反射区

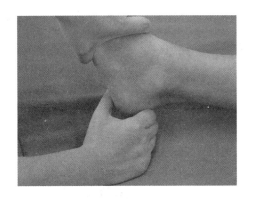

图4-136　外尾骨反射区

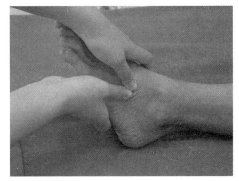

图4-137　肩胛骨反射区

54. 睾丸（或卵巢）反射区（图4-138）

(1)反射区位置：双足外踝后下方的三角形区域。

(2)适应证：男、女性生殖系统疾病。

(3)操作手法：示指勾拳法。

55. 外肋骨反射区（图4-139）

(1)反射区位置：舟骨、筛骨、距骨之间的区域。

(2)适应证：胸闷、胸胁屏伤。

(3)操作手法：捏指法。

56. 上身淋巴腺反射区（图4-140）

(1)反射区位置：外踝前下方的凹陷处，即距骨、舟骨形成的凹陷处。

(2)适应证：免疫力低下。

(3)操作手法：捏指法。

57. 外髋关节反射区（图4-141）

(1)反射区位置：双足外踝下方的半环状区域。

(2)适应证：腰腿痛、髋关节活动不利。

(3)操作手法：扣指法。

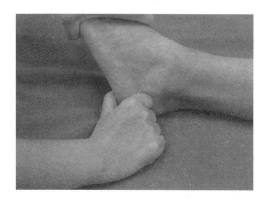

图4-138 睾丸反射区

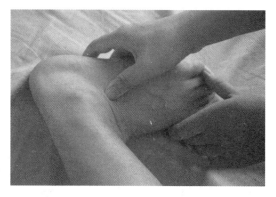

图4-139 外肋骨反射区

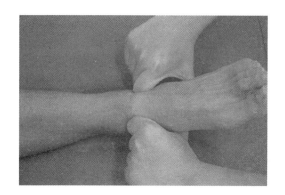

图4-140 上身淋巴腺反射区

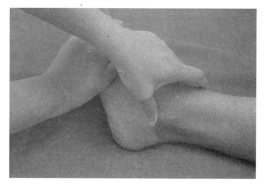

图4-141 外髋关节反射区

58. 下腹部反射区（图4-142）

(1)反射区位置：双足外踝后方，沿腓骨后方向上约3寸的带状区域。

(2)适应证：月经不调、痛经。

(3)操作手法：拇指推掌法。

59. 外侧坐骨神经反射区（图4-143）

(1)反射区位置：腓骨前侧至腓骨小头区域。

(2)适应证：坐骨神经痛。

(3)操作手法：拇指推掌法。

60. 上颌反射区（图4-144）

(1)反射区位置：双足背部，拇趾趾间关节横纹远侧的带状区域。

(2)适应证：牙周炎、牙痛。

(3)操作手法：扣指法。

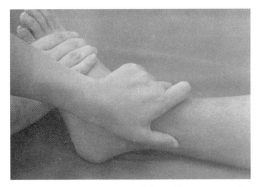
图4-142 下腹部反射区

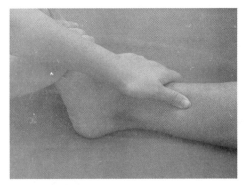
图4-143 外侧坐骨神经反射区

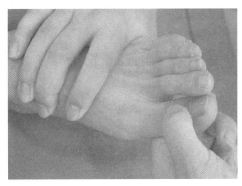
图4-144 上颌、下颌反射区

61. 下颌反射区(图4-144)

(1)反射区位置:双足背部,拇趾趾间关节横纹近侧的带状区域。

(2)适应证:牙周炎、牙痛。

(3)操作手法:扣指法。

62. 扁桃体反射区(图4-145)

(1)反射区位置:双足背部,拇趾近节趾骨中间两侧处。

(2)适应证:扁桃体炎。

(3)操作手法:扣指法。

63. 胸部淋巴腺反射区(图4-146)

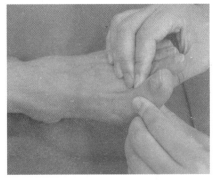
图4-145 扁桃体反射区

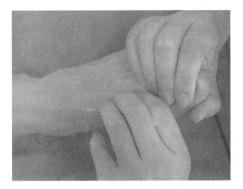
图4-146 胸部淋巴腺反射区

(1)反射区位置:第一跖骨及第二跖骨间缝处。

(2)适应证:各种炎症、发热、囊肿。

(3)操作手法:单示指勾拳法。

64.气管反射区(图4-147)

(1)反射区位置:双足背部,第一跖骨体外侧中点。

(2)适应证:咳喘、声音嘶哑。

(3)操作手法:扣指法。

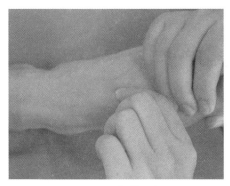

图4-147 气管反射区

65.咽喉反射区(图4-148)

(1)反射区位置:双足背部,第一跖趾关节外侧处。

(2)适应证:咽炎、咽喉痛。

(3)操作手法:扣指法。

66.内耳迷路反射区(图4-149)

(1)反射区位置:双足背部,第四、五跖骨间至第四、五跖趾关节。

(2)适应证:平衡障碍、耳聋、眼花。

(3)操作手法:单示指勾拳法或拇指推掌法。

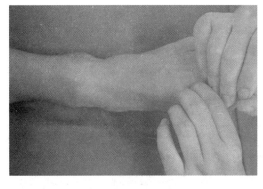

图4-148 咽喉反射区

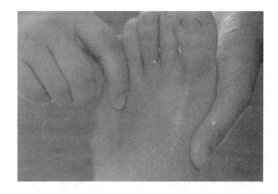

图4-149 内耳迷路反射区

67.胸部及乳房反射区(图4-150)

(1)反射区位置:双足背部,第二、三、四跖骨所围成的区域。

(2)适应证:胸闷气短、乳腺病症。
(3)操作手法:双拇指推掌法。

68.膈反射区(图 4-151)

(1)反射区位置:双足背部,跖、跗关节横行带状区域。
(2)适应证:呃逆、呕吐。
(3)操作手法:双示指勾拳法。

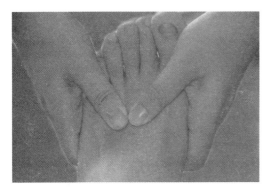

图 4-150 胸部及乳房反射区

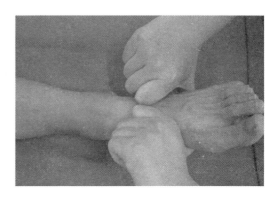

图 4-151 膈反射区

69.上、下身淋巴腺反射区(图 4-152)

(1)反射区位置:双足背部、外踝骨前凹陷处为上身淋巴腺反射区,内踝骨前凹陷处为下身淋巴腺反射区。
(2)适应证:免疫力低下。
(3)操作手法:拇指、示指勾拳法。

70.解溪反射区(图 4-153)

(1)反射区位置:平踝关节横纹,在拇长伸肌腱与趾长伸肌腱之间。
(2)适应证:踝关节疼痛、足下垂。
(3)操作手法:扣指法。

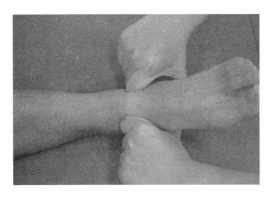

图 4-152 上、下身淋巴腺反射区

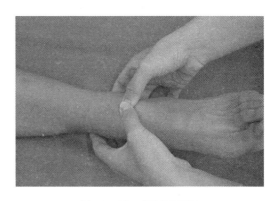

图 4-153 解溪反射区

项目四　自我推拿保健实训

任务一　固肾益精法

【实训内容】

1. 摩肾俞

两手掌对搓至热后置于肾俞上,然后双手同时做摩法,共 32 次。若有肾虚腰痛诸症者,可适当增加摩的次数(图 4-154)。

2. 揉命门

以单手掌根或食、中二指点按在命门上,做揉法,用力大小以局部有明显酸胀感为度,可顺、逆时针方向各做 32 次(图 4-155)。

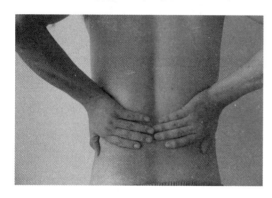

图 4-154　摩肾俞

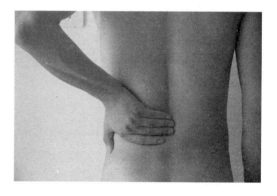

图 4-155　揉命门

3. 擦腰骶

身体微前倾,屈肘,两手掌分别置于两侧腰部,以全掌或小鱼际部着力,做快速的往返擦动至骶尾部,以透热为度。亦可拿条干毛巾,手握两端,横擦腰骶部,以透热为度(图 4-156)。

4. 揉神阙

双手叠掌,掌根置于神阙处,做顺、逆时针方向的揉动各 32 次(图 4-157)。

5. 摩关元

将单掌掌根置于关元处,以关元为中心,做顺、逆时针方向的摩动各 32 次,配合呼吸,呼气时向内、向下按压关元(图 4-158)。

6. 擦少腹

双手掌分别置于两胁下,同时用力斜向少腹部推擦至耻骨联合部,往返操作数次,以透热为度(图 4-159)。

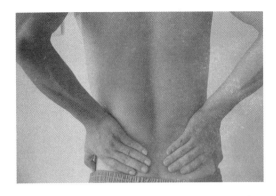

图 4-156 擦腰骶

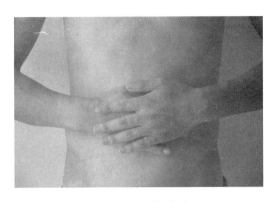

图 4-157 揉神阙

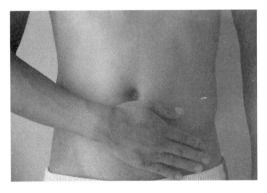

图 4-158 摩关元

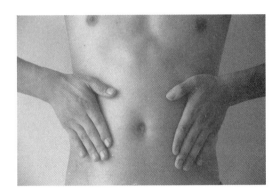

图 4-159 擦少腹

7. 搓双耳

用双手示指、中指分别夹住两耳并上下搓擦 32 次,然后将中指插入两耳孔,做快速震颤数次后拔出,重复操作 9 次(图 4-160)。

8. 擦涌泉

盘膝而坐,先把两手掌对搓至热,然后从三阴交过踝关节至足大趾根部一线往返推擦至透热,再左右手分别搓擦涌泉至发热为度(图 4-161)。

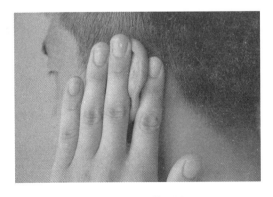

图 4-160 搓双耳

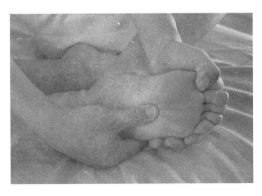

图 4-161 擦涌泉

任务二　健脾益胃法

【实训内容】

1. 搅沧海

口唇轻闭,将舌在齿唇之间用力搅动,左右各转 10 次,产生的津液分 3 次缓缓咽下。

2. 分腹阴阳

仰卧位,两手掌先置于剑突下,稍用力沿肋弓自内而外向两边分推,逐渐向下移动至肚脐处,往返 5～8 次(图 4-162)。

3. 摩脘腹

单手或双手叠掌置于肚脐部,沿顺、逆时针方向摩运脘腹部 3～5 分钟(图 4-163)。

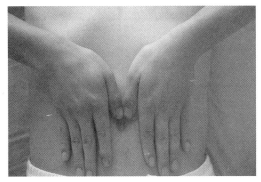

图 4-162　分腹阴阳

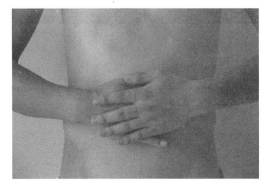

图 4-163　摩脘腹

4. 揉按中脘

将示指、中指、无名指三指并拢置于中脘穴上,采用腹式呼吸,吸气时稍用力下按,呼气时做轻柔的揉动,时间为 2～3 分钟(图 4-164)。

5. 揉按天枢

用双手示指、中指同时按揉双侧天枢穴,顺、逆时针按揉或上下划桨样按揉 1～2 分钟(图 4-165)。

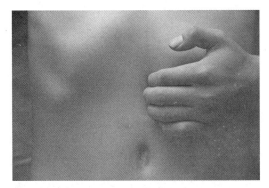

图 4-164　揉按中脘

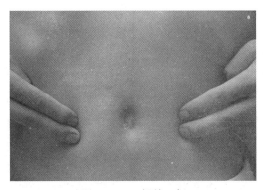

图 4-165　揉按天枢

6. 按揉内关

将拇指置于内关穴上,稍用力按揉,以出现酸胀感为度。左右两侧交替进行(图4-166)。

7. 按揉足三里

取坐位,双手拇指置于足三里穴上,稍用力按揉,以出现酸胀感为度(图4-167)。

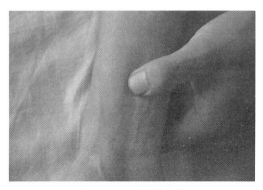

图 4-166 按揉内关

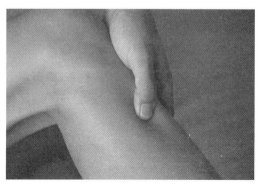

图 4-167 按揉足三里

8. 按揉气海

取坐位或仰卧位,将示指、中指、无名指三指并拢置于气海穴上,稍用力按揉,以出现酸胀感为度。

任务三 疏肝利胆法

【实训内容】

1. 擦摩膻中

左手或右手的四指并拢置于膻中穴上,沿顺、逆时针方向摩运膻中穴各1分钟。然后两掌重叠,置于两乳间的膻中穴,上下擦动36次(图4-168)。

2. 疏肋间

取坐位或仰卧位,右手置于胸骨上,手指张开,指间距与肋骨的间隙等宽,右手掌向左推至左腋下,由上而下,然后再换左手按同样的方式向对侧操作,交替分推,从上至下往返操作3~5次。注意手掌应紧贴肋间,用力平稳,动作轻快柔和,以胸肋有温热感为宜(图4-169)。

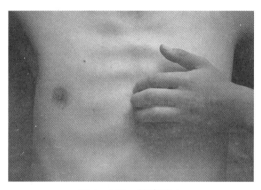

图 4-168 擦摩膻中

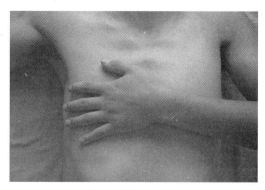

图 4-169 疏肋间

3. 宽胸法

两手掌虎口置于两腋下,由腋下沿季肋向下至髂嵴,来回推擦,以透热为度(图4-170)。

4. 按揉章门、期门、日月

分别将两手掌掌根或中指指端置于两侧的章门、期门、日月穴上,稍用力按揉,各施术1分钟(图4-171)。

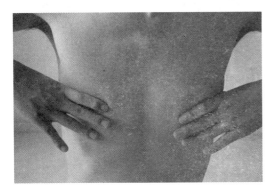

图4-170 宽胸法

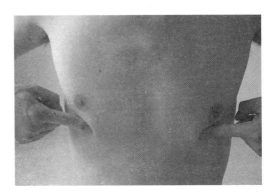

图4-171 按揉穴位

5. 擦胁肋

两手五指并拢置于胸前乳下,沿胁肋方向搓擦并逐渐下移至浮肋,往返操作3~5次或以胁肋部有温热感为宜(图4-172)。

6. 理三焦

取坐位或仰卧位,双手四指相交叉,横置按于膻中穴上,两掌根按在两乳内侧,配合呼吸,呼气时自上而下,双手稍用力推至耻骨联合处,吸气时双手上移至膻中穴,反复操作20次(图4-173)。

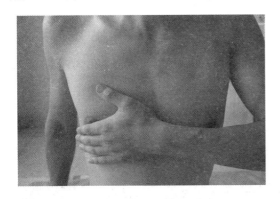

图4-172 擦胁肋

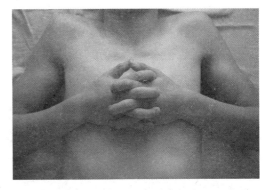

图4-173 理三焦

7. 拨击阳陵泉

将两手拇指分别置于两侧阳陵泉上,先点按1分钟左右,再用两拇指指端用力横向弹拨该处肌腱5~7次,以出现酸胀感能耐受为度;然后双手自然握拳叩击阳陵泉穴30~50次(图4-174)。

8. 点按太冲

用两手拇指的指尖分别置于两侧的太冲穴上,稍用力点按1分钟左右,以出现明显酸胀感为度(图4-175)。

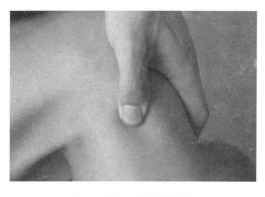
图4-174 拨击阳陵泉

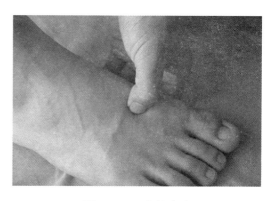
图4-175 点按太冲

任务四 宣肺通气法

【实训内容】

1. 摩擦膻中

取坐位或仰卧位,左手或右手的四指并拢置于膻中穴,沿顺、逆时针方向摩运膻中穴各1分钟左右。然后两掌重叠,置于两乳间的膻中穴,上下往返推擦2分钟,以局部有温热感为度。

2. 清肺经

右手掌先置于左锁骨外侧下方,用食、中、无名三指指腹按摩中府、云门等穴至透热后,以掌根沿着肩前、上臂内侧前上方,经前臂桡侧至拇指(肺经循行路线),上、下往返推擦36次,然后换左手用同样方法操作右侧(图4-176)。

3. 拿合谷

取坐位,右手拇指、示指相对拿揉、点按左侧合谷穴1分钟左右,然后换手用同样方法操作对侧(图4-177)。

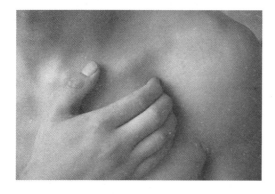
图4-176 清肺经

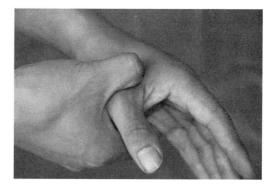
图4-177 拿合谷

4. 勾天突

将中指或示指指端置于天突穴处,向下、向内勾揉 1 分钟左右(图 4-178)。

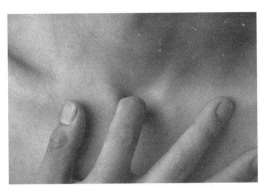

图 4-178 勾天突

5. 点揉中府

取坐位,两手臂交叉抱于胸前,将两手中指指端置于两侧中府穴上,稍用力沿顺、逆时针方向各点揉 36 次。

6. 理三焦

取坐位或仰卧位,两手四指相交叉,横按置于膻中穴上,两掌根置于两乳内侧,配合呼吸,呼气时自上而下,稍用力推至耻骨联合处,吸气时双手上移至膻中穴,反复操作 20 次。

7. 擦迎香

鼻是呼吸出入的门户,为肺之窍。经常按摩鼻部,能宣肺通窍,调节气道。将双手中指指腹分别置于鼻旁迎香穴上,上、下快速推擦各 36 次,以局部有温热感为度。

任务五 宁心安神法

【实训内容】

1. 振心脉

取站立位,两足分开与肩同宽,身体自然放松,两手掌自然伸开,腰部主动左右移动带动手臂前后摆动。手臂摆动到体前时,用手掌面拍击对侧胸前区,摆动到体后时,以掌背拍击对侧背心区,各拍击 36 次。初做时,拍击力量宜轻,若无不适反应,力量可适当加重,次数也可适当增加。

2. 摩胸膛

右手掌置于两乳之间,用示指、中指、无名指三指指腹或掌根部着力,先从左乳下环形推摩心前区,复原,再沿右乳下环形推摩,如此连续呈横"∞"形操作 36 次。

3. 点拨极泉

右手四指置于左侧胸大肌外侧,拇指置于胸大肌内侧,此时示指、中指自然点按在腋下极泉穴,边拿捏胸大肌,边以示指、中指点揉极泉穴,操作 8~10 次,再拨极泉穴。然后换手用同样的方法操作对侧8~10次(图4-179)。

4.拿心经

右手拇指置于左侧腋下,其余四指置于上肢外侧,边拿捏边按揉,沿上臂内侧依次向下操作至腕部神门穴,如此往返操作5~8次。再换手用同样方法操作右侧(图4-180)。

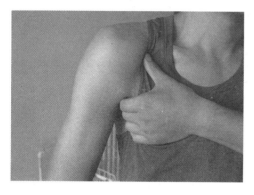

图4-179 点拨极泉

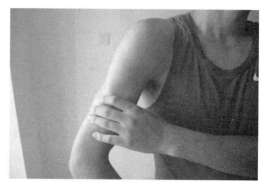

图4-180 拿心经

5.点按内关

用右手拇指指端点按在左手内关穴上,先点按1分钟,后按揉10秒左右,重复操作3~5次。再换手用同样方法操作右侧。

6.揉神门

先点按后按揉神门穴,操作手法同内关穴(图4-181)。

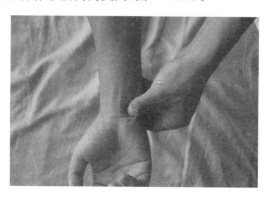

图4-181 揉神门

任务六　消除疲劳法

【实训内容】

1.拿五经

取坐位,单手五指微屈置于头前发际,将五指指腹或指端分别置于督脉、足太阳膀胱经及足少阳胆经上,稍用力向上一紧一松挤捏头皮,逐渐向后移动,经过头顶向下至后枕部,往返操作 5～8 次,或适当增加次数(图 4-182)。

2. 揉百会

取坐位,闭目静息,用单手中指指腹或指端按揉头顶百会穴 1 分钟左右,以出现明显酸胀感为宜(图 4-183)。

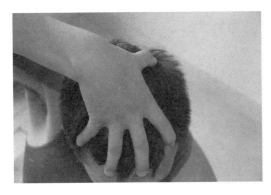

图 4-182 拿五经

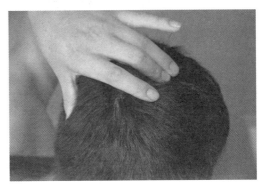

图 4-183 揉百会

3. 揉风池

取坐位,双手拇指分别置于脑后风池穴上,其余四指置于头侧部,拇指用力向内上方按揉 1 分钟左右,然后放松,重复 3～5 次,以局部有明显酸胀感为度(图 4-184)。

4. 捏、摇颈项

取坐位,拇指与其余四指相对用力,由上向下反复提捏颈项部 3～5 分钟。然后尽力将头转向左后方,眼看左后上方,后回到中立位,再将头转向右后方,眼看右后上方,各 10 次,切记动作要缓慢(图 4-185)。

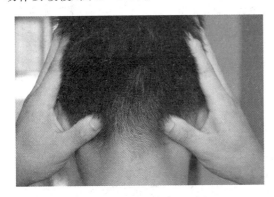

图 4-184 揉风池

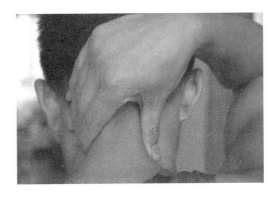

图 4-185 捏颈项

5. 五指击头

取坐位,双手十指分开微屈,用指端由前发际向后叩击至后发际,叩击时腕关节放松,用力不要太大,连续叩 2 分钟(图 4-186)。

6. 揉肩臂

取坐位,先以右手掌指面按在左肩上,拇指及其余四指相对,沿着肩臂的内外侧,用力向下抓揉至腕指部,如此重复 5～8 次,再换手操作(图 4-187)。

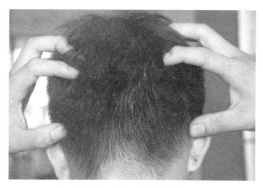

图 4-186 五指击头

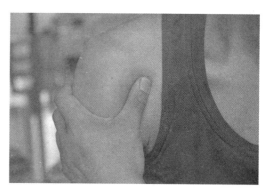

图 4-187 揉肩臂

7. 叩腰背

取坐位或站立位,双手握空拳,反手至背后,用拳眼或拳背捶击腰脊两侧,往返 36 次(图 4-188)。

8. 搓腿

取坐位,双掌先夹持一侧大腿内、外侧,尽量从上向下搓至小腿,共 5~8 次。然后换对侧进行同样的操作(亦可用叩击法)(图 4-189)。

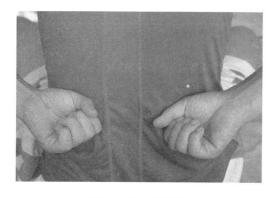

图 4-188 叩腰背

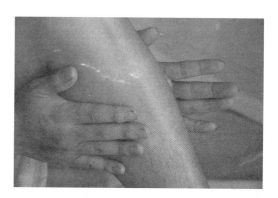

图 4-189 搓腿

9. 揉跟腱

取坐位,先将右下肢屈曲置于左大腿上,用左手拇指与示指相对用力揉捏小腿跟腱,并按揉踝关节两侧的昆仑穴和太溪穴各 30 秒左右,然后沿顺、逆时针方向摇动踝关节各 16 次。换对侧操作,方法相同(图 4-190)。

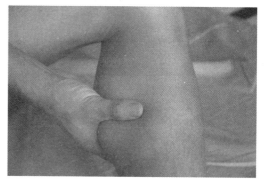

图 4-190 揉跟腱

任务七 振奋精神法

【实训内容】

1. 开天门

取坐位,用两手大拇指指腹从印堂开始交替直推至前发际正中,共操作10~20次。

2. 推坎宫

取坐位,两手示指屈曲,大拇指按于太阳穴上,将屈曲示指的桡侧缘置于前额正中,由内向外沿眉弓上方分推至眉梢处,反复操作36次。

3. 推太阳

取坐位,将两手中指指端置于太阳穴上,稍用力做顺、逆时针方向的按揉各1分钟左右,然后再用力向上及耳后推挤太阳穴至风池穴,以局部有酸胀感为宜(图4-191)。

4. 击百会

取坐位,两目平视,牙齿咬紧,用单掌掌根在头顶百会穴处做有节律的、轻重适宜的拍击,共18次(图4-192)。

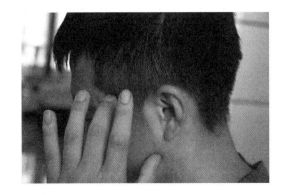

图4-191 推太阳

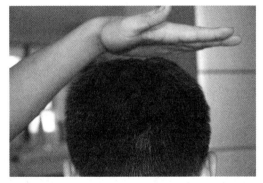

图4-192 击百会

5. 点按风池

取坐位,双手拇指分别置于脑后风池穴上,其余四指置于头侧部,拇指用力向内上方按揉1分钟左右,同时四指指腹与拇指相对用力拿头的后侧部,放松,重复3~5次,以局部有明显酸胀感为度。

6. 揉腰眼

取站立位,两手握拳,屈肘,将拳眼置于腰眼处,做顺、逆时针方向的按揉各36次,以局部有酸胀感为宜。

7. 晃腰脊

取站立位,两足分开与肩同宽,两手虎口自然掐腰,做腰部顺、逆时针方向的摇晃各36次,亦可同时配合腰部的仰俯活动。

8. 拍打法

取站立位,以虚掌左右交替拍击肩、上肢至手,重点拍击肌肉丰厚部位;单掌拍击膻中穴;双掌拍击腰臀部;双掌拍击下肢,重点拍击肌肉丰厚部位,各20次。

模块五 成人推拿技术习题

任务一 基础知识

一、单项选择题

1. 推拿名称始于( )
   A. 隋代   B. 唐代   C. 宋代
   D. 明代   E. 清代
2. 推拿功法源自古代的( )
   A. 导引   B. 按摩   C. 按跷
   D. 挢引   E. 乔摩
3. 我国现存最早的按摩专著为( )
   A.《小儿推拿秘诀》   B.《小儿按摩经》   C.《小儿推拿广意》
   D.《黄帝岐伯按摩十卷》 E.《厘正按摩要术》
4. "小儿虽无病,早起常膏摩囟上及手足心,甚辟风寒"见于( )
   A.《圣济总录》   B.《肘后备急方》   C.《唐六典》
   D.《小儿按摩经》 E.《备急千金要方》
5. 以下关于湿热敷注意事项的叙述,正确的是( )
   A. 为避免烫伤皮肤,不能将毛巾折叠平整   B. 热敷时可隔着毛巾按揉
   C. 被热敷部位不可再用其他手法   D. 热敷时不必暴露患部皮肤
   E. 热敷温度越高越好
6. 首次提出"膏摩"一词的是( )
   A.《金匮要略》   B.《诸病源候论》   C.《外台秘要》
   D.《难经》   E.《内经》

二、多项选择题

1. 受术者常见的体位有( )
   A. 仰卧位   B. 俯卧位   C. 侧卧位
   D. 端坐位   E. 俯坐位
2. 推拿学的基本特点有( )
   A. 多元理论   B. 手功并重   C. 适宽禁严
   D. 亦医亦防   E. 简便有效

3. 推拿在先秦时期称为( )
A. 按摩　　　　　　B. 按跷　　　　　　C. 乔摩
D. 挢引　　　　　　E. 案扤
4. 中药热敷包括( )
A. 温热敷　　　　　B. 熏洗　　　　　　C. 干热敷
D. 蜡敷　　　　　　E. 湿热敷

三、判断题

1. 我国现存最早的推拿专著是《黄帝岐伯按摩十卷》。　　　　　　　　( )
2. 目前推拿手法多根据用力方向进行分类。　　　　　　　　　　　　( )
3. 介质只是为了便于手法操作，不能提高推拿疗效。　　　　　　　　( )

四、填空题

1. 推拿受术者体位有_____、_____、_____、_____、_____、_____。
2. 介质种类包括_____、_____、_____、_____、_____、_____。
3. 推拿基本治法有_____、_____、_____、_____、_____、_____、_____、_____。

五、名词解释

推拿介质

六、简答题

简要说出松解类推拿手法的基本要求。

任务二　推拿手法

摆动类手法

一、单项选择题

一指禅推法的操作要求是( )
A. 小鱼际着力　　　B. 大鱼际着力　　　C. 手腕发力
D. 环形移动　　　　E. 指实掌虚

二、多项选择题

一指禅推法的操作要求是( )
A. 指实掌虚　　　　B. 紧推慢移　　　　C. 垂肘
D. 沉肩　　　　　　E. 悬腕

三、判断题

滚法为最常用的推拿手法之一,有舒筋活血、滑利关节等的作用。 (   )

四、填空题

摆动类手法包括_____、_____、_____。

五、简答题

简要说出一指禅推法的操作要求。

六、论述题

简要说出侧滚法的动作要领。

摩擦类手法

一、单项选择题

1. 推法的主要应用范围是(   )
   A. 头面部 B. 胸腹部 C. 四肢部
   D. 腰背部 E. 以上各部
2. 擦法的运动形式是(   )
   A. 单向直线 B. 往返直线 C. 环形
   D. 弧形 E. 不确定

二、多项选择题

1. 摩擦类手法包括(   )
   A. 推法 B. 摩法 C. 擦法
   D. 抹法 E. 捻法
2. 搓法主要用于(   )
   A. 颈项部 B. 胁肋部 C. 腰背部
   D. 四肢部 E. 胸腹部
3. 不带动皮下肌肉组织的推拿手法包括(   )
   A. 摩法 B. 揉法 C. 推法
   D. 运法 E. 擦法

三、判断题

1. 抹法是以单手或双手螺纹面紧贴皮肤,做上下或左右的单方向直线移动。 (   )
2. 摩法的刺激量较小,能和中理气、消导积滞。 (   )

四、填空题

摩擦类手法包括_____、_____、_____、_____、_____。

五、名词解释

1. 擦法
2. 推法

六、简答题

1. 简要说出小鱼际擦法的动作要领。
2. 简要说出擦法的操作要求。

挤压类手法

一、单项选择题

1. 下列手法中不属于挤压类手法的是（　　）
A. 背法　　　　　　B. 按法　　　　　　C. 捏法
D. 拿法　　　　　　E. 捻法
2. 下列手法中常用于急救的是（　　）
A. 捏法　　　　　　B. 按法　　　　　　C. 掐法
D. 点法　　　　　　E. 扯法
3. 挤压类手法不包括（　　）
A. 捏法　　　　　　B. 拿法　　　　　　C. 插法
D. 点法　　　　　　E. 拨法

二、多项选择题

拿法适用的部位为（　　）
A. 颈项部　　　　　　B. 肩部　　　　　　C. 胸部
D. 上肢部　　　　　　E. 下肢部

三、判断题

1. 捻法可适用于全身各部。（　　）
2. 拿法就是双手抓握一定部位的手法。（　　）
3. 捻法一般适用于四肢小关节，多与其他手法配合使用。（　　）
4. 捏法应用范围甚广，一般来讲除脊柱外，皆可使用。（　　）

四、填空题

挤压类手法有＿＿＿＿、＿＿＿＿、＿＿＿＿、＿＿＿＿、＿＿＿＿、＿＿＿＿。

五、名词解释

1. 拿法
2. 捻法

六、简答题

简要说出拇指点法的动作要领。

振动类手法

一、单项选择题

属振动类手法的是（   ）
A. 摩法　　　　　　B. 抹法　　　　　　C. 擦法
D. 抖法　　　　　　E. 拨法

二、多项选择题

抖法主要适用于（   ）
A. 上肢　　　　　　B. 下肢　　　　　　C. 颈项部
D. 胸肋部　　　　　E. 腰部

三、判断题

振法是前臂和手部的肌肉绷紧做静止性发力产生的震颤动作。　　　　　　（   ）

四、填空题

振动类手法包括_____、_____和抖法。

五、名词解释

抖法

六、简答题

简要说出振法的动作要领。

叩击类手法

一、单项选择题

击法操作必须（   ）
A. 深沉　　　　　　B. 缓和　　　　　　C. 快起快落
D. 轻重交替　　　　E. 停顿

二、多项选择题

叩击类手法包括（   ）
A. 拍法　　　　　　B. 击法　　　　　　C. 搓法
D. 抖法　　　　　　E. 叩法

三、判断题

拍法有实掌拍和虚掌拍两种。 ( )

四、名词解释

拍法

五、简答题

简要说出拍法的动作要领。

运动关节类手法

一、单项选择题

1. 行扩胸牵引扳法时受术者的呼吸方式为( )
   A. 一般呼吸　　　B. 浅呼吸　　　C. 深呼吸
   D. 屏气　　　　　E. 先屏气后呼吸
2. 行髋关节摇法时受术者的体位为( )
   A. 俯卧　　　　　B. 仰卧　　　　C. 侧卧
   D. 站位　　　　　E. 坐位
3. 摇法的运动形式是( )
   A. 弧形　　　　　B. 直线　　　　C. 环形
   D. 往返直线　　　E. 不确定
4. 属于拔伸手法的为( )
   A. 端压法　　　　B. 屈伸法　　　C. 摇法
   D. 扳法　　　　　E. 背法
5. 托肘摇法适用于( )
   A. 踝关节　　　　B. 肘关节　　　C. 四肢小关节
   D. 膝关节　　　　E. 肩关节
6. 背法常用于治疗( )
   A. 肩周炎　　　　B. 腰部扭挫伤　C. 脊髓炎
   D. 强直性脊柱炎　E. 脊柱侧弯

二、多项选择题

斜扳法治疗腰椎间盘突出症的作用是( )
   A. 降低椎间盘内压力　B. 牵拉坐骨神经　C. 改变突出物位置
   D. 调整后关节　　　　E. 松解粘连

三、判断题

1. 年老体弱者应慎用摇法。 ( )

2. 扳法是指用双手做相同方向扳动肢体的手法。 （ ）
3. 拔伸法一般适用于四肢小关节，多与其他手法配合使用。 （ ）

四、填空题

运动关节类手法包括_____、_____、_____、_____。

五、名词解释

扳法

六、简答题

简要说出摇法的操作要求。

复合手法

一、单项选择题

下列属于复合手法的是（   ）
A. 捏法　　　　　B. 拿法　　　　　C. 牵抖法
D. 拧法　　　　　E. 拨法

二、填空题

复合手法有_____、_____、_____、_____、_____、_____、_____、_____。

三、名词解释

复合手法

踩跷法

一、多项选择题

踩跷的基本手法有（   ）
A. 足点法　　　　B. 足压法　　　　C. 足颤法
D. 足推法　　　　E. 足揉法

二、名词解释

调脊法

任务三 推拿诊断

一、单项选择题

1. 下列有关腰椎的正常活动幅度的描述正确的是（　　）
   A. 前屈 60°　　　　　B. 旋转 15°　　　　　C. 侧屈 45°
   D. 后伸 30°　　　　　E. 前屈 45°
2. "4"字试验阳性，提示（　　）
   A. 颈椎病变　　　　　B. 腰椎病变　　　　　C. 骶髂关节病变
   D. 膝关节病变　　　　E. 腰骶关节病变
3. 浮髌试验阳性，提示（　　）
   A. 膝关节腔有积液　　　　　　　　B. 膝关节侧副韧带损伤
   C. 膝关节半月板损伤　　　　　　　D. 膝关节交叉韧带损伤
   E. 以上都不是
4. 挺腹试验阳性（引起腰骶痛）提示（　　）
   A. 腰部神经根受压　　B. 骶髂关节病变　　　C. 髋关节病变
   D. 以上均是　　　　　E. 以上均不是
5. 用于半月板损伤的检查方法有（　　）
   A. 侧向运动试验　　　B. 抽屉试验　　　　　C. 研磨试验
   D. 浮髌试验　　　　　E. 屈膝屈髋分腿试验
6. 提示腰部神经受压的检查有（　　）
   A. 压顶试验　　　　　B. 屈颈试验　　　　　C. 挺腹试验
   D. 直腿抬高试验　　　E. "4"字试验
7. 下列不能提示腰神经根受压的是（　　）
   A. 屈颈试验　　　　　B. "4"字试验　　　　C. 挺腹试验
   D. 直腿抬高试验　　　E. 以上均不是

二、多项选择题

诊断颈椎病常用的检查方法有（　　）
   A. 压顶试验　　　　　B. 屈颈试验　　　　　C. 叩顶试验
   D. 臂丛神经牵拉试验　E. 颈椎间孔挤压试验

三、判断题

1. 研磨试验是鉴别侧副韧带损伤与半月板破裂的方法。　　　　　　　　（　　）
2. 浮髌试验阳性，提示膝关节腔有积液。　　　　　　　　　　　　　　（　　）
3. 颈椎侧屈的正常角度是 45°。　　　　　　　　　　　　　　　　　　（　　）

四、填空题

诊断颈椎病常用的检查方法有_____、_____、_____、_____。

五、简答题

简要说出直腿抬高试验的操作方法。

任务四　推拿治疗

脊柱骨盆疾病

一、单项选择题

1. 神经根型颈椎病可出现的症状为（　　）
   A. 多汗　　　　　　B. 目干涩　　　　　C. 步态不稳
   D. 手指麻木　　　　E. 眩晕
2. 腰椎间盘突出症发生的主要因素是（　　）
   A. 腰椎肥大　　　　B. 外伤　　　　　　C. 劳损
   D. 受寒着凉　　　　E. 椎间盘退变
3. 症状可见肢体麻木、酸软无力、颈颤臂抖，甚至不完全性痉挛性瘫痪的颈椎病是（　　）
   A. 神经根型颈椎病　　B. 脊髓型颈椎病　　C. 椎动脉型颈椎病
   D. 交感神经型颈椎病　E. 颈型颈椎病
4. 腰椎间盘突出症的多发部位是（　　）
   A. $L_2 \sim L_3$　　　　　B. $L_3 \sim L_4$　　　　C. $L_4 \sim L_5$
   D. $L_1 \sim L_2$　　　　　E. 以上都不是
5. 不属于颈椎病的共同特征的是（　　）
   A. 上肢麻木　　　　B. 颈部不适或疼痛　　C. 颈部压痛点
   D. X线片提示增生或生理弧度改变　　　　E. 以上都不是

二、多项选择题

1. 神经根型颈椎病可出现的症状有（　　）
   A. 下肢无力　　　　B. 走路不稳　　　　C. 上肢麻木
   D. 瘫痪　　　　　　E. 颈部疼痛
2. 腰椎间盘突出症的主要临床表现为（　　）
   A. 腰痛　　　　　　B. 下肢放射痛　　　　C. 腰部功能活动障碍
   D. 主观麻木感　　　E. 脊柱侧弯及生理弧度改变
3. 在腰椎间盘突出症的治疗中，骨盆牵引的作用是（　　）
   A. 增加椎间盘外压力　　　　　　　　　B. 降低椎间盘内压力
   C. 扩大椎间孔和神经根管　　　　　　　D. 减轻突出物对神经根的压迫

E. 调节后关节紊乱

4. 颈椎病的推拿治则是（　　）

A. 补气行气　　　　　B. 理筋散结　　　　　C. 理筋整复

D. 舒筋活血　　　　　E. 复位固定

5. 神经根型颈椎病可见（　　）

A. 持续性颈臂痛　　　　　　　　　B. 臂丛神经牵拉试验阳性

C. 压顶、叩顶试验阳性　　　　　　D. 中指麻木

E. 上肢腱反射减弱

6. 推拿治疗腰椎间盘突出症的作用是（　　）

A. 还纳突出的髓核　　B. 消除肿胀　　　　C. 松解粘连

D. 改变突出物与神经根的位置关系　　　　E. 加强镇痛效应

三、判断题

1. 腰椎间盘突出症，临床以 L_4～L_5 和 L_5～S_1 之间最为好发。（　　）
2. 受寒不会引起腰椎间盘突出症。（　　）
3. 最常见的腰椎间盘突出的类型是向前突出。（　　）
4. 椎动脉型颈椎病可行颈椎拔伸法。（　　）
5. 颈椎骨质增生必然导致颈椎病。（　　）
6. 椎间盘退变是发生颈椎病的普遍内因。（　　）

四、填空题

颈椎病可分为_____、_____、_____、_____、_____五型。

五、简答题

1. 简要说出腰椎间盘突出症的诊断要点。
2. 简要说出腰椎间盘突出症常用的体格检查方法。

六、论述题

1. 分析以下病例，写出临床诊断、治则与基本操作。

刘某，男，55岁。头晕，右侧偏头痛，颈背痛1周。1周前，患者睡醒起床时即感头晕，抬头及头向右侧转时，头晕加重，并伴有右侧偏头痛，颈背部僵硬酸痛，右上肢无力，右手拇指麻木。舌质淡红，舌苔薄白，脉弦。检查：心率82次/分，血压150/95mmHg，C_4、C_5 棘突右侧缘压痛，颈椎后伸试验阳性，臂丛神经牵拉试验左侧阴性、右侧阳性。颈椎X线片示颈椎生理曲度变直，C_4、C_5、C_6 椎体前缘骨质增生，椎体间隙未见变窄。

2. 分析以下病例，写出临床诊断、治则与基本操作。

王某，男，37岁，工人。主诉：腰部扭伤疼痛，伴左腿疼痛，活动受限2天。患者因搬运重物时，用力过猛致腰部扭伤，当即感疼痛剧烈，腰部活动受限，且伴左臀外及左下肢痛，不能平卧，由家人搀扶来诊。查体：患者呈被动性弓腰扭背姿势，脊柱"S"形侧弯，腰部肌肉僵硬紧张，左腰大肌中段、L_4～L_5 椎旁及左臀外有固定性压痛，左直腿抬高试验阳性，挺腹试验阳性。

腰椎 X 线片显示第 4、5 腰椎间隙变窄。

3. 分析以下病例,写出临床诊断、治则与基本操作。

孙某,男,42 岁,市某局干部。主诉:头痛,有时头晕,颈肩部酸痛半年。半年前因长期伏案工作,时间长后感到颈肩酸沉,偶有右上肢甚至手指麻痹。3 天前头部转动时突感头晕、头痛、视物模糊,今来诊。无耳鸣、呕吐、视物旋转,休息后症状稍缓解。查体:颈椎生理弯曲变直,C_5~C_6 及 C_6~C_7 右侧压痛明显,右侧臂丛神经牵拉试验及叩击试验阳性。颈椎 X 线片示:C_3~C_7 椎后缘骨质增生,C_5~C_6 和 C_6~C_7 钩椎关节明显增生,C_5~C_6 和 C_6~C_7 椎间隙变窄。颈部 CT 示 C_6~C_7 横突孔大小不对称,右侧相对较窄。

骨伤科疾病

一、单项选择题

1. 治疗急性腰扭伤可用的手法是(　　)
   A. 抹法　　　　　B. 理法　　　　　C. 摇法
   D. 抖法　　　　　E. 揉法
2. 治疗腰肌劳损,需慎用的手法是(　　)
   A. 揉法　　　　　B. 擦法　　　　　C. 按法
   D. 扳法　　　　　E. 拍法
3. 下列关于肩周炎的说法错误的是(　　)
   A. 又称漏肩风　　B. 男性患者多于女性患者　　C. 有自然痊愈的趋势
   D. 可因感受风寒引起　E. 中年人多发
4. 患者因长期从事弯腰工作,引起腰部疼痛,可诊断为(　　)
   A. 急性腰扭伤　　B. 腰椎间盘突出　　C. 第三腰椎横突综合征
   D. 梨状肌综合征　E. 腰肌劳损
5. 退行性膝关节炎常见于(　　)
   A. 50 岁以上肥胖女性　B. 排球运动员　　C. 30 岁以上男性
   D. 青年学生　　　E. 10 岁以下儿童
6. 可以引起腰肌劳损的原因是(　　)
   A. 腰椎先天畸形　B. 情志　　　　　C. 饮食
   D. 天气　　　　　E. 用药
7. 可引发梨状肌综合征患者疼痛的运动是(　　)
   A. 外展大腿　　　B. 外旋髋关节　　C. 后伸大腿
   D. 内收大腿　　　E. 内旋髋关节
8. 对肩周炎初期疼痛较甚者,推拿治疗的原则是(　　)
   A. 松解粘连　　　B. 滑利关节　　　C. 活血止痛
   D. 理筋止痛　　　E. 舒筋通络
9. 梨状肌综合征的临床表现是(　　)
   A. 腰痛及活动障碍　　　　　　　　B. 臀部疼痛及下肢坐骨神经痛
   C. 腰椎侧弯　　　　　　　　　　　D. 挺腹试验阳性

E. 屈髋挛缩试验阳性

10. 肩周炎手法治疗后,患者功能锻炼宜用(　　)
A. 滚法施于患者肩前、肩后部
B. 甩手锻炼,"爬墙"活动
C. 托肘摇肩关节
D. 提抖上肢,使肩外展高举
E. 大幅度摇肩关节

二、多项选择题

1. 肩周炎又称(　　)
A. 五十肩
B. 肩关节周围炎
C. 冻肩
D. 肩凝症
E. 漏肩风

2. 治疗梨状肌综合征常按压的穴位有(　　)
A. 阿是穴
B. 秩边
C. 殷门
D. 委中
E. 环跳

3. 治疗急性腰扭伤,可选取的手法有(　　)
A. 揉法
B. 滚法
C. 腰椎斜扳法
D. 云手摇法
E. 擦法

4. 治疗腰肌劳损时,患者需注意(　　)
A. 纠正不良的习惯性坐姿
B. 卧硬板床
C. 加强腰肌锻炼
D. 作息规律
E. 治疗期间避免劳作

5. 治疗肩周炎可按压的穴位有(　　)
A. 肩贞
B. 肩井
C. 合谷
D. 天宗
E. 曲池

6. 治疗肩周炎可用的松解类手法有(　　)
A. 拿法
B. 云手摇法
C. 扳法
D. 揉法
E. 点法

7. 治疗腰肌劳损,可选取的手法有(　　)
A. 抖法
B. 腰椎斜扳法
C. 弹拨法
D. 拿法
E. 击法

8. 肩周炎的诊断要点包括(　　)
A. 发病缓慢
B. 肩部疼痛
C. 肩关节活动障碍
D. 肩部肌肉萎缩
E. X线片示骨质疏松

9. 膝关节半月板损伤时,下列试验可表现为阳性的为(　　)
A. 抽屉试验
B. 侧向活动试验
C. 研磨试验
D. 膝关节旋转试验
E. 浮髌试验

10. 下列属于急性腰扭伤诊断要点的是(　　)
A. 明显的外伤史
B. 疼痛剧烈
C. 压痛点明显
D. 脊柱生理曲度改变
E. 直腿抬高试验阴性

三、判断题

1. 肩周炎患者男性多于女性。 (   )
2. 急性腰扭伤脊柱生理曲度不改变。 (   )
3. 腰肌劳损患者有广泛的压痛,且压痛明显。 (   )
4. 梨状肌综合征患者急性期需卧床休息1~2周。 (   )
5. 急性腰扭伤患者有明显的外伤史。 (   )
6. 腰肌劳损患者不会出现肌痉挛、脊柱侧弯等症状。 (   )
7. 梨状肌综合征患者在内收内旋膝部时疼痛可缓解。 (   )
8. 急性伤筋禁用推拿。 (   )
9. 急性腰扭伤患者直腿抬高试验阴性。 (   )
10. 急性腰扭伤患者疼痛缓解后,可以做腰部背伸活动。 (   )
11. 梨状肌综合征患者的疼痛是由坐骨神经受压引起的。 (   )
12. 冈上肌腱炎的疼痛弧为60°~120°。 (   )
13. 梨状肌综合征患者直腿抬高范围在60°之前疼痛较轻,超过60°后疼痛加重。 (   )
14. 治疗体形较大的肩周炎患者,手法要重。 (   )
15. 治疗腰肌劳损患者,需慎用扳法。 (   )

四、填空题

腰肌劳损的治疗原则是_____、_____、_____。

五、简答题

1. 简要说出急性腰扭伤的诊断要点。
2. 简要说出腰肌劳损的诊断要点。

六、论述题

1. 试述治疗急性腰扭伤的基本操作方法。
2. 试述治疗肩周炎的基本操作方法。

内、妇、五官科疾病

一、单项选择题

1. 可用于治疗胃肠功能紊乱的手法为(   )
   A. 叩法　　　　　　B. 振法　　　　　　C. 拍法
   D. 捻法　　　　　　E. 摇法
2. 颠顶头痛的病变经络是(   )
   A. 阳明经　　　　　B. 少阳经　　　　　C. 太阳经
   D. 太阴经　　　　　E. 厥阴经

3. 头痛的推拿治疗,宜选用( )
A. 擦、按、揉交替操作于局部　　　　　　B. 拿五经,扫散头侧
C. 制动于休息位　　D. 平推胸部、背部　　E. 摩腹

4. 虚证痛经表现为( )
A. 经前、经期痛　　B. 痛时拒按　　C. 绞痛、冷痛
D. 绵绵作痛或隐痛　　E. 痛甚于胀,血块排出痛减

5. 侧头痛的病变经络是( )
A. 阳明经　　B. 少阳经　　C. 太阳经
D. 太阴经　　E. 厥阴经

6. 失眠的推拿治疗原则是( )
A. 镇静安神　　B. 温补脾肾　　C. 滋补肝肾
D. 平肝安神　　E. 养心安神

7. 按、揉中脘、气海、关元、足三里、三阴交,可治疗( )
A. 风寒头痛　　B. 肝阳头痛　　C. 肾虚头痛
D. 瘀血头痛　　E. 血虚头痛

8. 擦法作用于项背部,拿肩井,直擦膀胱经,可用于治疗( )
A. 风寒头痛　　B. 肝阳头痛　　C. 肾虚头痛
D. 瘀血头痛　　E. 血虚头痛

9. 气血虚弱痛经,治疗宜( )
A. 按揉章门、期门,拿血海、三阴交
B. 直擦背部督脉,横擦左侧背部,以透热为度
C. 横擦胸部中府、云门,左侧背部脾胃区
D. 横擦背部心俞、肺俞
E. 直擦背部督脉,横擦腰部肾俞、命门

10. 下列不属于胃痛的称谓是( )
A. 心痛　　B. 真心痛　　C. 胃心痛
D. 心下痛　　E. 心口痛

二、多项选择题

1. 头痛的病因有( )
A. 头脑外伤　　B. 外感风邪　　C. 内伤情志
D. 饮食　　E. 体虚久病

2. 风寒头痛可按压( )
A. 肺俞　　B. 风门　　C. 肾俞
D. 委中　　E. 劳宫

3. 头痛的发病原因有( )
A. 风寒　　B. 风热　　C. 痰浊
D. 瘀血　　E. 阳虚

4. 肾虚头痛可选取的穴位有( )
A. 关元　　B. 命门　　C. 天池

D. 气海　　　　　　　　E. 肾俞
5. 治疗近视可以按压（　　）
A. 鱼腰　　　　　　　　B. 睛明　　　　　　　　C. 四白
D. 光明　　　　　　　　E. 水沟
6. 痰浊头痛可选用的穴位有（　　）
A. 中脘　　　　　　　　B. 足三里　　　　　　　C. 行间
D. 涌泉　　　　　　　　E. 脾俞
7. 痛经的病因有（　　）
A. 胞宫失养　　　　　　B. 冲任失养　　　　　　C. 冲任瘀阻
D. 寒凝经脉　　　　　　E. 外感风邪

三、判断题

1. 前额头痛属于太阳经病变。　　　　　　　　　　　　　　　　　（　）
2. 痛经患者应忌食生冷、辛辣。　　　　　　　　　　　　　　　　（　）
3. 偏头痛多属阳明头痛。　　　　　　　　　　　　　　　　　　　（　）
4. 失眠多与脑、心、肾、肝胆和脾胃等脏腑失调有关。　　　　　　（　）
5. 痛经的病因是不通则痛。　　　　　　　　　　　　　　　　　　（　）
6. 失眠的主要治疗原则是镇静安神。　　　　　　　　　　　　　　（　）

四、填空题

前额痛属于_____经病变，侧头痛属于_____经病变，后头痛属于_____经病变，颠顶痛属于_____经病变。

五、简答题

简要说出痛经的诊断要点。

六、论述题

试述失眠的基本操作方法。

康复疾病

一、单项选择题

1. 中风后半身不遂，推拿治疗的理想时期是（　　）
A. 一发生立即治疗　　B. 中风后2周左右　　C. 中风后3～6个月之间
D. 肢体能做屈伸活动时　　E. 中风半年以上
2. 一般在中风后多久，适宜推拿治疗（　　）
A. 当天　　B. 2周　　C. 1个月　　D. 3个月　　E. 6个月

二、多项选择题

1. 偏瘫的主要临床表现是（　　）
A. 初期肢体僵硬　　　　B. 后期瘫软无力　　　　C. 口眼歪斜

D. 舌强　　　　　　　　E. 语謇

2. 以下有关偏瘫的叙述,正确的是(　　)

A. 一侧肢体瘫痪　　　B. 口眼歪斜　　　　　C. 舌强语涩

D. 后期偏瘫侧肌肉萎缩,瘫软无力

E. 因发病急骤,病情不稳定,不宜马上进行推拿治疗

3. 中医称偏瘫为(　　)

A. 中风　　　　　　　B. 脑栓塞　　　　　　C. 脑出血

D. 卒中　　　　　　　E. 偏枯

三、判断题

1. 中风后遗症以早期治疗为主,一般在中风后1个月适宜推拿治疗。　　　(　　)

2. 中风半身不遂治疗以手足阳明经穴为主。　　　　　　　　　　　　　(　　)

四、填空题

偏瘫中医称之为_____、_____。

五、简答题

简要说出偏瘫的诊断要点。

六、论述题

分析以下病例,写出临床诊断、治则与基本操作。

李某,男,60岁,工人。主诉:左侧肢体活动不利1个月。1个月前无明显原因出现左侧肢体活动不利,无头痛、呕吐、眩晕,神清,大便正常。诊断为右侧脑梗死,经治疗好转。现仍左侧上、下肢活动不利,无其他不适。

任务五　推拿保健

一、单项选择题

足部按摩时间一般为(　　)

A. 15 分钟　　B. 25 分钟　　C. 35 分钟　　D. 45 分钟　　E. 60 分钟

二、多项选择题

足部按摩常用手法有(　　)

A. 拇指按法　　　　　B. 拇指点法　　　　　C. 双指钳法

D. 双指扣拳法　　　　E. 示指桡侧刮压法

三、判断题

1. 足部按摩顺序是先底后背。　　　　　　　　　　　　　　　（　　）
2. 妇女妊娠期也可以做足部按摩。　　　　　　　　　　　　　（　　）
3. 足部按摩顺序是先内后外。　　　　　　　　　　　　　　　（　　）

附:参考答案

任务一 基础知识

一、单项选择题

1. D 2. A 3. B 4. E 5. A 6. B

二、多项选择题

1. ABCDE 2. ABCDE 3. BCDE 4. CE

三、判断题

1. × 2. × 3. ×

四、填空题

1. 仰卧位 俯卧位 侧卧位 正坐位 俯坐位 仰靠坐位
2. 粉剂 膏剂 水剂 酒(酊)剂 油剂 其他
3. 温 通 补 泻 汗 和 散 清

五、名词解释

推拿介质:在进行推拿技术操作时,为了保护皮肤,或者为了发挥某些药物的治疗作用,在施术部位的皮肤上涂抹的某些物质。

六、简答题

略。

任务二 推拿手法

摆动类手法

一、单项选择题

E

二、多项选择题

ABCDE

三、判断题

×

四、填空题

一指禅推法　擦法　揉法

五、简答题

略。

六、论述题

略。

摩擦类手法

一、单项选择题

1. E　2. B

二、多项选择题

1. ABCD　2. BD　3. ACDE

三、判断题

1. ×　2. √

四、填空题

摩法　擦法　推法　搓法　抹法

五、名词解释

1. 擦法：以指或掌附着于体表的一定部位上，做较快速的直线往返运动，使之摩擦生热的一种手法，称为擦法。

2. 推法：以手指、手掌、拳面或肘部着力于一定部位或穴位上，做单方向的直线或弧形推动的一种手法，称为推法。

六、简答题

略。

模块五 成人推拿技术习题

挤压类手法

一、单项选择题

1. A   2. C   3. C

二、多项选择题

ABDE

三、判断题

1. ×   2. √   3. √   4. ×

四、填空题

按法   点法   拿法   捏法   捻法   拨法

五、名词解释

1. 拿法：以拇指和其余手指相对用力，提捏或揉捏肌肤的一种手法，称为拿法。
2. 捻法：以拇、示指夹住一定部位进行搓揉捻动的一种手法，称为捻法。

六、简答题

略。

振动类手法

一、单项选择题

D

二、多项选择题

ABE

三、判断题

√

四、填空题

振法   颤法

五、名词解释

抖法：用双手或单手握住肢体远端，做小幅度的上下连续抖动的一种手法，称为抖法。

六、简答题

略。

叩击类手法

一、单项选择题

C

二、多项选择题

ABE

三、判断题

×

四、名词解释

拍法：以虚掌拍打体表的一种手法，称为拍法。

五、简答题

略。

运动关节类手法

一、单项选择题

1.A 2.B 3.C 4.A 5.E 6.B

二、多项选择题

ABCDE

三、判断题

1.√ 2.× 3.×

四、填空题

摇法 背法 扳法 拔伸法

五、名词解释

扳法：根据治疗的需要，使关节做被动的扳动，称为扳法。

六、简答题

略。

复合手法

一、单项选择题

C

二、填空题

按揉法　拿揉法　扫散法　摩振法　推振法　推摩法　掐揉法　牵抖法

三、名词解释

复合手法：指将两种或两种以上的手法有机地结合到一起，构成另一种新的手法。

踩跷法

一、多项选择题

ABCDE

二、名词解释

调脊法：两足一前一后分别踏于脊柱上下，交替用力，调整脊柱的方法。

任务三　推拿诊断

一、单项选择题

1. D　2. C　3. A　4. A　5. C　6. D　7. B

二、多项选择题

ABDE

三、判断题

1. √　2. √　3. √

四、填空题

压顶试验　叩顶试验　臂丛神经牵拉试验　旋颈试验

五、简答题

略。

任务四 推拿治疗

脊柱骨盆疾病

一、单项选择题

1. D 2. E 3. B 4. C 5. A

二、多项选择题

1. CE 2. AB 3. BCD 4. CD 5. ABCD 6. ABCDE

三、判断题

1. √ 2. × 3. × 4. √ 5. × 6. √

四、填空题

颈型　神经根型　脊髓型　椎动脉型　交感神经型

五、简答题

略。

六、论述题

略。

骨伤科疾病

一、单项选择题

1. E 2. D 3. B 4. E 5. A 6. A 7. E 8. C 9. B 10. B

二、多项选择题

1. ABCDE 2. ABCDE 3. ABCE 4. ABCDE 5. ABCDE 6. ADE 7. ABCDE 8. ABCDE 9. CD 10. ABCD

三、判断题

1. × 2. × 3. × 4. √ 5. √ 6. × 7. × 8. × 9. √ 10. √ 11. × 12. √ 13. × 14. × 15. √

四、填空题

舒筋通络　温经活血　解痉止痛

五、简答题

略。

六、论述题

略。

内、妇、五官科疾病

一、单项选择题

1. B　2. E　3. B　4. D　5. B　6. A　7. E　8. A　9. B　10. B

二、多项选择题

1. ABCDE　2. AB　3. ABCD　4. ABDE　5. ABCD　6. ABE　7. ABCD

三、判断题

1. ×　2. √　3. ×　4. √　5. ×　6. √

四、填空题

阳明　少阳　太阳　厥阴

五、简答题

略。

六、论述题

略。

康复疾病

一、单项选择题

1. B　2. B

二、多项选择题

1. CDE　2. ABCE　3. ADE

三、判断题

1. ×　2. √

四、填空题

中风　卒中　偏枯（其中任意两个）

五、简答题

略。

六、论述题

略。

任务五　推拿保健

一、单项选择题

D

二、多项选择题

ABCDE

三、判断题

1. √　2. ×　3. √

参考文献

[1] 宋少军,戴美堂.推拿技术[M].西安:西安交通大学出版社,2013.
[2] 王国才.推拿手法学[M].北京:中国中医药出版社,2003.
[3] 那继文.推拿手法[M].北京:人民卫生出版社,2005.